● 国家社会科学基金重大项目"预防为主的大健康格局与健康中国建设研究"（17ZDA079）阶段性研究成果

分级诊疗背景下医联体实施效果研究

FENJI ZHENLIAO BEIJINGXIA
YILIANTI SHISHI XIAOGUO YANJIU

毛瑛 王雪 刘锦林 张宁◎著

U0283600

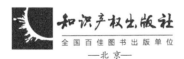

知识产权出版社

全国百佳图书出版单位

—北京—

图书在版编目（CIP）数据

分级诊疗背景下医联体实施效果研究/毛瑛等著． —北京：知识产权出版社，2020.2
ISBN 978 - 7 - 5130 - 6739 - 3

Ⅰ.①分… Ⅱ.①毛… Ⅲ.①合作医疗—研究 Ⅳ.①R197.1

中国版本图书馆 CIP 数据核字（2020）第 011107 号

内容提要

本书立足分级诊疗背景，以西安市西电集团医联体为例，从医联体运行机制、政策执行主体及政策目标受众等方面评价该医联体实施效果，运用卫生诊断树，总结医联体实施存在的问题并分析其原因，提出相应的医联体政策改进策略。

读者对象：政府部门、医疗机构、科研机构相关人员，高等院校师生等。

责任编辑：程足芬　　　　　　　　　　　　　　　　　责任校对：潘凤越

封面设计：回归线（北京）文化传媒有限公司　责任印制：孙婷婷

分级诊疗背景下医联体实施效果研究

毛　瑛　王　雪　刘锦林　张　宁　著

出版发行：知识产权出版社 有限责任公司	网　　址：http：//www. ipph. cn
社　　址：北京市海淀区气象路 50 号院	邮　　编：100081
责编电话：010 - 82000860 转 8390	责编邮箱：chengzufen@ qq. com
发行电话：010 - 82000860 转 8101/8102	发行传真：010 - 82000893/82005070/82000270
印　　刷：北京九州迅驰传媒文化有限公司	经　　销：各大网上书店、新华书店及相关专业书店
开　　本：787mm×1092mm　1/16	印　　张：12.75
版　　次：2020 年 2 月第 1 版	印　　次：2020 年 2 月第 1 次印刷
字　　数：162 千字	定　　价：58.00 元

ISBN 978 -7 -5130 -6739 -3

前　言

自 20 世纪 90 年代开始，我国经济体制逐步转轨，与之相伴随的是医疗服务体系逐渐开放，患者原有的分级诊疗就医秩序逐渐瓦解。城乡医疗保障制度的全覆盖提高了城乡居民就医的支付能力，居民就医首选大型三级医院，"大医院人满为患，基层医院门可罗雀"的现象已成为一种常态，原有的"看病难"问题尚未解决，又产生了新的"看病难"问题。就医无序导致医疗资源配置不合理与资源浪费并存。为此，1997 年中共中央、国务院《关于卫生改革与发展的决定》中首次提出建立双向转诊制度。2009 年新一轮医改方案中再次明确了要实施社区、医院间双向转诊制度，形成"小病在社区，大病到医院，康复回社区"的医疗卫生服务格局，即分级诊疗模式。2015 年，国务院办公厅发布了《关于推进分级诊疗制度建设的指导意见》（国办发〔2015〕70 号），对分级诊疗制度建设的原则、重点、目标任务进行了明确。虽有政策支持，但分级诊疗制度一直无法真正落地，就医格局没有发生制度设计方向的变化，其根源是优质资源供给与居民对优质资源需求的不均衡。据此，全国各地开始探索资源共享的医联体建设，希冀以医联体推动分级诊疗制度的完善。本书正是在此背景下，对医联体政策推动分级诊疗的效果进行评估，对分级诊疗制度落地起循证支撑作用。

毛 瑛

2019 年 9 月于西安

目　录

第1章

绪 论

1.1 研究背景

1.1.1 现实背景

长期以来，中国医疗卫生资源发展面临着配置不均衡、不充分的问题。优质医疗卫生资源过分集中于城市，尤其是大中型公立医院，医疗卫生资源分布呈现"倒三角"结构；而医疗卫生服务的需求以多发病、常见病为主，在基层即可解决，呈现"正三角"的需求结构。随着居民经济收入和生活水平的提高，为追求优质的医疗卫生服务，居民多涌向城市大型公立医院。优质医疗资源的"倒三角"分布与医疗需求的"正三角"结构导致了很多问题，如医疗费用增长过快、社会资源浪费以及"看病难、看病贵"等。

为破解"看病难、看病贵"问题，国家自2009年起实施了新医改政策，至今已10年，各级财政累计投入超七万亿元，但新医改财政投入绩效堪忧。从需求方面来看，随着经济社会发展和居民生活水平的提高，居民健康保健意识逐渐增强，对于优质医疗资源的需求不断增加，居民期待更优质的医疗服务，居民医疗卫生服务领域主要矛盾发生转变，由过去的医疗卫生水平整体较低的矛盾转变为当前优质医疗卫生服务发展不平衡、不充分，供给不均衡的矛盾。从供给方面来看，我国医疗卫生服务体系虽然有分级制度，但功能混淆，大型医院承担了多项本应由基层医疗机构承担的常见病、多发病的治疗任务，形成大医院过分拥挤而基层医疗机构"门可罗雀"的现象，造成医疗费用过快增长和社会资源的浪费。由于医疗卫生服务供需市场具有高度信息不对称的特点，加之基层医疗机构能力不足，服务质量无法满足居民需求，居民盲目追求大医院的现象非常普遍，优质医疗资源供需结构的矛盾导致的就医秩序混乱，加剧了"看病难、看病贵"问题。

随着医改进入深水区，为引导居民到基层医疗机构就诊，重塑良好的就医秩序，2015 年 9 月，国务院办公厅印发的《关于推进分级诊疗制度建设的指导意见》（国办发〔2015〕70 号）提出建立分级诊疗制度，重点提高基层医疗机构的服务能力，引导优质医疗资源下沉，构建不同医疗机构间双向转诊的格局，形成科学、合理的就医秩序。随后，分级诊疗工作在全国范围内开展，但在实践过程中发现，分级诊疗现有机制对于破解优质医疗资源配置不均衡问题效果不佳，基层医疗机构服务能力不足、患者对基层不信任等问题仍未解决，分级诊疗工作缺乏相应落地实策，推行受阻。

为解决以上问题，医疗联合体（以下简称"医联体"）应运而生，成为分级诊疗制度建设的重要抓手。2017 年，国务院办公厅发布《关于推进医疗联合体建设和发展的指导意见》（国办发〔2017〕32 号）。大型公立医院通过分工协作、资源共享、技术帮扶、协同合作等方式与基层医疗机构建立联合体，促进优质医疗资源从大型公立医院下沉至基层医疗机构，提升基层医疗机构的服务能力，完善双向转诊机制，吸引患者在基层就医，逐步形成资源上下贯通、双向转诊的分级诊疗格局。目前，在全国范围内已开展多种形式的医疗联合体建设试点。

　　国内最早的医联体建设始于 1999 年上海瑞金医院的集团化改革成立的"上海瑞金 – 卢湾区域医疗联合体"，之后部分地区的大型公立医院和基层医疗机构相继开始通过帮扶形式进行协作，但不可避免地也会出现"跑马圈地""虹吸病人"等问题。2013 年，党的十八届三中全会审议通过《中共中央关于全面深化改革若干重大问题的决定》，明确提出要构建科学的分级诊疗体系，让基层医生与居民构建契约服务关系，同年，全国卫生工作会议上首次明确鼓励医疗联合体发展后，国内医联体建设正式开展。2017 年开始，全面启动了医联体建设试点。医联体在国内发展时间已近 20 年，覆盖范围较大，但其中松散型医联体占大多数，紧密型较少，医联体建设存在如下问题：行政"过度干预"，医联体内部实质性资源共享机制与双向转诊流通机制尚不健全，医联体合作机制流于形式，基层医疗机构能力不足，分级诊疗格局尚未形成，群众认可度不高等。除此以外，医联体建设还存在体制障碍、政策掣肘及利益分配等问题。为切实提高基层医疗机构的服务能力，实现医疗资源配置上下贯通，亟须对医联体政策实施现状进行评估优化，以构建高效有序的分级诊疗制度服务体系。

1.1.2　理论背景

　　查阅国外文献发现：国外医联体建设较早，理论基础及建设经验较为丰富，其发展呈现出由松散型医联体通过资产融合逐步过渡为紧密型医联体，虚拟联合逐步转变为实体联合的趋势。部分学者从医疗机构之间在价值观、结构、过程及结果等四个方面的整合来定义医联体，为医联体效果评价提供了理论框架。

然而该理论框架也存在两个问题：一方面，现有医联体执行效果评价研究缺乏系统评估体系，相关研究多针对医联体建设的某个环节、某些主体或某些结果进行评估，研究视角较为单一，研究呈现碎片化、片面化，缺乏针对医联体的目标和特点，具有适应性和学习能力的医联体政策效果评估模型；另一方面，现有医联体政策研究多以医联体建设动因或必要性、医联体模式及特点等"政策前期"内容为主题，缺乏针对"政策后期"的研究探索，比如政策效果、政策优化等，且效果评价指标选取缺乏理论支撑，信息较为零散、可信度不高，对于医联体实施效果研究较为表象化，多就问题而言问题，未进行深入剖析，缺少对于医联体内部机构间互动机制和效果的评价，在一定程度上限制了其指导政策制定与优化的作用。

1.1.3　问题界定

本书秉承"概念模型—效果评估—问题分析—完善策略"的研究思路，基于医联体政策效果评估理论模型与概念模型，立足医联体发展现状，首先分析医联体政策运行机制，然后从政策执行主体和目标群体两个层面，系统评估医联体政策执行效果及政策偏差，分析制约医联体政策实施效果的关键因素，提出医联体政策优化策略，为优化医疗资源配置、提升医疗体系整体效能、形成分级诊疗格局、满足群众需求，提供有价值的理论与实证依据。

1.2　研究目的和意义

1.2.1　研究目的

本书的根本目的是对医联体政策实施效果进行系统评估，该过程不仅包括医联体运行机制、执行主体及目标受众层面政策实施效果现状，还包括各个层面及相关主体对于政策效果的影响，综合分析政策实施效果与政策目标偏差及其作用机理，探究影响医联体政策实施效果的关键因素，并提出针对性完善策略。具体可分为以下子目标：

第一，开发一套符合医联体政策目标与特点，能够动态反映医联体执行效果，具有适应性和学习能力的医联体效果评估模型，方便政策制定者能够客观、高效、科学地对医联体政策效果进行定性定量综合评价，探究政策效果关键影响因素。

第二，从政策运行机制、执行主体、受众反应等层面，对医联体政策进行系统分析，评估政策实际运行效果，分析政策执行过程中医联体利益相关者及其互动机制，剖析政策目标与政策效果之间差异的关键因素及其作用机理。

第三，基于医联体政策实施实际效果，分析政策实施过程中表象问题和深层次原因，提出医联体政策优化策略。

1.2.2　研究意义

1. 理论意义

目前，国内学术界对于医联体实施效果缺乏系统性研究，评估研究缺乏相应的理论指导，对政策效果影响机制缺乏深入研究。本研究引入史密斯政策执行模型，以期对影响医联体政策执行过程中的关键要素及其相互作用进行研究，开发一套符合医联体目标与特点，具有自适应性和学习性的政策效果评估模型，可以动态地反馈政策实施过程中的实效与不足，为政策优化提供理论与实证依据。

2. 现实意义

以西安市医联体政策为例，从政策运行机制、机构执行和受众反应等维度对医联体执行效果进行评估，分析医联体实施效果与政策目标偏差及其产生原因，对于政策制定者客观、高效、科学地对医联体效果进行评价具有现实意义，为完善优化医联体政策、提高执行效果提供实证基础，对其他地区具有一定的理论借鉴价值。

1.3　研究内容与框架

1.3.1　研究内容

首先，根据史密斯政策执行模型制定医联体政策评估框架，结合卫生体系框架、激励相容理论与患者选择模型等理论和研究基础丰富评估框架内容，对医联体政策执行过程中理想政策、执行机构、目标群体及环境等关键节点进行界定，并阐释其互动关系理论模型，构建医联体政策效果评估模型。

其次，以西电集团医联体为案例，从政策运行机制、执行主体和目标受众维度三个层次对医联体政策实施效果现状进行评估，分析政策效果与政策目标间偏差及其产生原因。

再次，根据运行机制、执行机构与目标受众等层面政策执行结果分析，探讨政策实施中存在的问题和产生的原因。

最后，依据研究结论，为政策制定者提供科学、高效、系统的医联体实施评估模型，针对政策实施过程中存在的问题与作用机理，提出医联体政策完善策略。

1.3.2　研究框架

第 1 章阐述研究背景和研究问题，阐释研究目的和意义，介绍研究内容与框架。

第 2 章界定相关概念，介绍史密斯政策执行模型的基本内容及其对医联体政策评估的适用性演化，根据 WHO 卫生系统框架、利益相关者理论及安德森模型等理论，丰富医联体政策评估理论模型，对国内外医联体政策及其评估现状进行综述。

第 3 章介绍西电集团医院基本情况、调查数据资料来源、研究方法以及分析工具等。

第 4 章从运行机制和政策执行主体层面，从供方角度，分析医联体政策运行机制设计，以及医联体政策实施后对于机构运行情况、各机构互动关系现状以及各医疗机构内医务人员的工作情况影响。

第5章从医联体政策目标受众层面，分析医联体政策对于患者社区首诊、双向转诊意愿及行为的影响。

第6章总结医联体政策综合评估结果，分析医联体运行过程中存在的问题及其产生原因，指出研究不足与后续研究方向。

第7章分析和借鉴国外医联体运行经验，指出国外经验对我国的启示，针对我国医联体建设提出了相应的对策建议。

医联体研究的总体框架如图1-1所示。

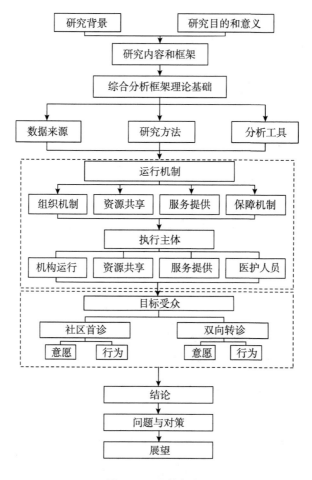

图1-1　总体框架

1.4　文献综述

1.4.1　国外相关研究

1. 国外建立医联体动因

第二次世界大战以后，国外医院发展面临多方面问题，包括医疗费用快速上涨、医疗服务公平性差，伴随疾病谱转变和人口老龄化趋势，患者需求呈现多样化发展，然而，由于医疗机构内部缺乏有效的激励机制，医疗服务效率和公众满意度日益下降，部分医院出现普通病人长期占据病床，而危重病人一床难求的现象。针对该情况，美国医疗服务体系率先掀起整合热潮，各医疗机构自发结成各种联合形式，促进医疗机构之间的资源流动，提高管理水平和服务效率。

为解决医疗卫生服务供需问题，Shortell 研究发现，以上问题的根源在于现有医疗服务体系组织机制无法将资本、人力、技术和理念等资源进行融合，并提升效率，其解决之道在于建立"组织化递送体系"（Organized Delivery System），也称为"整合医疗"（Integrated Health Care 或 Integrated Health System），即由若干医疗机构形成网络联盟或集团，为患者提供一站式服务，并且与患者的身体状况和经济状况相匹配。Heather Boon 将整合医疗定义为医疗机构在价值观（Philosophy）、结构（Structure）、过程（Process）及结果（Outcome）等方面的整合，Natasha Curry 对整合医疗的定义具体到组织、功能、服务和诊疗等方面。界限更加清晰、内容更为丰富的整合医疗概念，为整合医疗操作实施提供了便利。WHO 原总干事陈冯富珍则将整合医疗视为一种"新健康战略"，呼吁世界各地摒弃碎片化的医疗服务模式，着力建设一个全环节、一体化的医疗服务提供系统。Kodner 和 Spreeuwenberg 着重研究了医疗资源的整合方向，将医疗卫生资源的整合含义定义为：医疗、保健与其他类型卫生服务间建立连接与协作；而将医疗整合的内容定为：医疗卫生服务的筹资、医疗卫生服务的管理以及其组织机构、服务和临床医疗等与医疗卫生技术服务相关的项目，并对不同医疗项目整合的程度进行不同的定义，一般分为连接、协作和合作。医疗卫生整合程度之间的连接主要指各地区医疗机构的转诊，协作则主要指各医疗机构之间的信息共享，合作主要指具有紧密联系的实体机构。

2. 国外医联体主要模式

不同国家卫生体制不同，经济社会发展存在差异，医疗卫生服务体系整合形式多种多样。根据不同维度，可对国外现有医联体模式进行不同方式的划分。医疗制度的选择往往脱胎于其政治经济体制，与本国社会制度，特别是医疗服务体系形式高度相关。目前，对国外医疗联合体的研究主要集中在英国、美国、德国以及新加坡等国家和地区。国外医联体主要模式见表 1-1。

按连接方式，医联体可划分为以技术、管理等资源共享的虚拟联合和以资产、所有权整合为主的实体联合；按整合形态结构，医联体可划分为同类或同级医疗机构间合作联盟的横向整合、不同类型或层级医疗机构联合的纵向整合和兼具以上两种特点的横纵整合三种类型。

表 1-1　国外医联体主要模式

主要模式	分类	代表国家	特点
服务等级网络	虚拟联合纵向整合	英国	根据区域医疗需求划分等级，各层级医疗机构各有侧重，职能定位清晰，社区卫生服务中心提供包括医疗保健和社会关怀在内的日常卫生保健服务，二级医院提供重大意外事故或急诊患者救治服务，三级医院提供紧急救治和重大疑难病住院服务
实体区域医疗中心	实体联合纵向整合	澳大利亚	独立法人地位，按区域把包括社区卫生服务中心、康复保健中心、家庭护理院、老年护理院、高端医疗设备检查和检验中心等在内的所有医疗资源划拨给公立大医院，统管区域内医疗资源，各中心有各自的功能定位
委托代理	虚拟联合纵向整合	新加坡、美国、日本	由机构、公司、医疗机构内部管理层或核心医院对其他医疗机构进行代管、托管。托管单位所有权与经营权分离。包括民营机构托管、内部管理层托管和公司托管
集团式联合体	虚拟联合横纵整合	新加坡	通过建立董事会统筹管理和配置集团内卫生资源。采取董事会领导下院长负责制，集团总部统一管理财务、质量、医疗事务、后勤、信息系统、教育等，通过医疗集团横纵模式，既有同级别医院，又有不同级别医院，形成集团内的双向转诊机制
联合兼并式医院集团	实体联合横纵整合	德国、英国	所有权实体结合，医院集团具有独立法人地位，资源整合力度更强。医院在服务范围、人员任用、设备投入、财务和日常管理方面具有自主权，保留索取利润和盈余的权利，引进市场机制，加强市场竞争力，降低交易成本

　　在整合型医疗服务的建设过程中，学者们对其整合模式进行了多个方面的研究。多数学者探讨了部分国家或地区整合型医疗服务的相关问题，对整合型医疗服务特点方面的建设经验进行了研究。例如，Sehlette 等指出德国的整合型医疗服务主要通过建立疾病管理

计划和鼓励居民进行社区首诊的方式推进；Lauret 等指出英国和德国的整合型医疗服务主要侧重基于治疗过程的整合医疗网络；Dafny等指出美国集团化的医疗服务整合方式主要表现为将不同服务层次、服务水平及不同地区的医疗机构和保险机构通过兼并、托管、股份合作等方式进行整合；马伟杭等分析了以凯撒集团为代表的美国管理型、整合型医疗服务模式；张莹重点介绍了日本医疗机构间的双向转诊补偿制度以及不同层级医疗机构之间的整合经验；余红星等分析了英国、德国、新加坡和美国开展医疗机构分工协作的现状、经验和启示。此外，还有学者基于国际比较的视角，分析了国外发达国家整合型医疗服务体系与中国医联体建设的差异，为中国医联体建设提供了参考和启示。如黄庆辉和胡敏分析了美国整合型医疗服务网络和英国整合医疗的建设经验，提出了我国建立和完善医联体的对策建议；顾亚明在总结日本分级诊疗的主要做法等基础上，提出了我国完善分级诊疗制度的对策建议；王荣华等发现，中国医联体、美国管理式医疗和英国整合型保健在服务理念、范围、对象、体系结构、双向转诊等方面存在差异；李亚男和吴海波比较了美国医联体与我国医联体的差异，提出了鼓励发展医疗集团、共享医院资源、发挥保险机构作用等对策建议。

美国医联体主要有两种主流形式，一种是与社区医生合作模式，具体包括医院和社区医生组建联盟以及教学医院与社区共同投资两种形式；另一种是机构层面医疗集团模式，通过联合不同层级医疗机构形成医疗服务网络（Integrated Delivery Networks，IDN），向特定居民或患者提供连续性医疗保健服务，并充分发挥医疗保险作用，形成"医院—医生—保险机构"的制衡关系。李亚男提出借鉴美国医联体建设经验，未来中国势必要走集团式医联体的发展道路，真正地做到信息共享、资源共享、利益共享。基层医生的医疗水平是建设医联体的基本保障，国家要高度重视全科医生的培养，提高其医疗水平，使其成为守护人民健康的真正"守门人"；价格是影响患者就诊的重要因素；商业保险是医疗控费的中坚力量，保险公司在医疗集团的运行中起重要作用，形成了"三权鼎立，互相制衡"的格局；薪酬是影响医护人员积极性的重要物质基础，要不断提高医护人员的社会地位和薪酬水平。

英国实施国民医疗服务体系（National Health Service，NHS），将所有的医院、社区卫生服务部门和急诊服务部门都纳入医联体，根据区域医疗需求等级划分，建成"社区医疗服务—地区医院—教学医院"三级医疗网络，内部通过签订合同确立不同级别医疗机构之间的经济关系，建立严格的转诊制度。全科医生提供日常医疗保健及门诊服务，二级医院承担救治急诊及重大意外事故患者的责任，牵头医院负责解决疑难杂症及紧急事故的处理。非急诊患者需凭全科医生的转诊单才能接受二级医院或牵头医院的专科治疗，约90%的患者健康问题能够由全科医生解决。

在新加坡，医疗联合体内有同级别和不同级别的医院，形成一个医疗集团，内部设有董事会，统一管理医联体的收入、服务质量、医疗设备、网络平台等，实现医联体内资源共享、双向转诊通道顺畅、基层医疗卫生机构和各级医疗机构共同发展的格局。

在日本，实行教学医院负责制，经营权下放至医联体，由核心教学医院承担办医主体角色，对医联体内人、财、物等资源实现一体化管理，卫生行政部门负责外部监管，达到资源配置最优化。

在澳大利亚，建立具有独立法人地位的实体区域医疗中心，由大型公立医疗机构统管区域内社区卫生服务中心、康复保健中心、家庭护理院、老年护理院、高端医疗设备检查和检验中心等医疗资源，各机构有明确的功能定位。

综上发现，国外多种形式的医联体模式均根植于本国的医疗卫生体系，例如，美国医联体的发展得益于成熟的市场经济，以及成熟的商业化保险制度，形成了"医院—医生—保险机构"的制衡关系。此外，严格的分级诊疗及转诊制度，是国外联合医疗体系的核心。国外医联体的发展还依赖于优秀的基层卫生人力资源、明确的医疗机构功能定位、信息互认的医疗服务网络系统、区域医联体建设的借力和大力的政府财力物力投入。

3. 国外医联体成效及评价

国外学者对于医联体效果的评估研究涉及转诊情况及其影响因素、典型医联体实施效果多个方面。

部分学者在分级诊疗背景下，对转诊影响因素进行了相关研究。Forrest C. 和 Nutting P. 等学者对转诊相关利益群体进行研究发现，患者、医生以及医疗保健系统结构特征的复杂混合会影响转诊效果，具体影响因素包括患者健康程度、疾病类型、保险覆盖类型、管理式医疗服务等。转诊影响因素根据利益群体及决策方不同又可具体划分为医生端、患者端和外部环境端。Grace S. 和 Gravely-Witte S. 等通过分层设计的前瞻性调查发现，转诊影响因素包括医师因素（婚姻情况、程序质量、感知效益等）和患者因素（CR 障碍因素等）。具体从医生端来看，Jeffery Sobal 和 Herbert L. Muncie 等研究发现医生所属医疗科室对其转诊行为产生显著影响。Dowie R. 在关于全科医生转诊决策的定性研究中发现，医生对疾病严重程度的不同看法及该种疾病对未来健康的潜在影响是其在做出转诊决定时纳入考虑的重要因素；从患者端来看，G. Ross Langley 指出，非医疗性因素对医师转诊行为同样存在较大的影响，其中患者的主观愿望是最大的影响因素；从环境端来看，Tandjung R. 和 Morell S. 等通过比较研究发现，除已知的许多影响因素之外，不同国家的转诊概率存在很大差异，这种变化很可能由不同的医疗保健系统解释，特别是初级保健医生（PCP）作为看门人的程度。通过外国学者的大量研究可以发现，转诊行为的产生受到医患双方、医疗系统以及医疗环境等多种因素的共同影响。

部分学者以整合医疗为研究对象，通过构建评估体系和指标从整合医疗体系、成员机构、患者等维度对整合医疗服务效果进行综合评价。从整合医疗体系来看，Mackie S. 和 Darvill A. 根据英国相关研究数据，确定了评估医疗服务体系应包括团队合作、沟通、综合组织、管理和领导能力、能力和资源以及信息技术等几大方面。Thrasher E. 等根据医疗网络整合的整体观点的需求，重点强调医疗行业信息技术在提高整体效能方面的作用不可忽视。Minkman 和 Ahaus 等根据文献研究以及德尔菲法，开发出整合服务体系的评估模型。该模型包括 9 个维度（绩效管理、服务交付系统、质量保障、角色与任务等）共 89 个指标，可以用于在整合服务的实践中进行评估并改进。随后，在实践中验证整合医疗服务发展模型（DMIC）的适用性，并将 DMIC 模型在荷兰的中风、急性心肌梗塞（AMI）、痴呆症服务中进行实践验证。Longpré C. 等利用 DMIC 模型，评价了加拿大魁北克省的护理服务发展程度与服务整合目标符合程度，并提出了弥合差距的具体措施：着重于组织、人力与物力资源的部署，以支持服务人员的实践更新和继续教育等。Vicky Ward 等基于 SUFFICE 框架，收集并利用患者反馈，将患者体验作为改善整合服务的核心，并用于评估和改进该地区的整合服务。

部分学者对于典型医联体集团实施效果进行了分析评价。Burns 总结了 20 世纪八九十年代医联体的诸多案例，发现多种形式医联体均面临人力成本、边际成本递增以及医疗支出费用增长等风险，使得预期经济效益未能实现。Burns 同时指出，医联体在医疗成本较高的慢性病患者群体上具有经济效益优势。Mehrotra A. 等对 Pacific Care 健康系统公司 170 万名客户进行研究，调查患者对于医联体主观评价以及医疗服务质量、安全、效用等情况，结果显示医联体在预防筛查率方面的表现优于独立的医疗机构，电子病历使用率更高，采取了更多质量提升的措施，但并不能说明医联体小组医疗服务质量更佳。Tourigny A. 对加拿大为老年人提供的医联体整合医疗服务项目进行评估，结果发现医联体服务能够减缓老人病情恶化、减轻照护人员的负担。由此可以看出，医联体服务模式在一定程度上促进了老年人健康服务效率的提升。

综合以上研究发现，医联体在一定程度上促进了医疗服务质量的提升，但对于降低医疗成本作用并不显著。但医联体对于特定人群尤其是慢性病人群、老年人等服务改善效果更佳，因此医联体切实效果的发挥，需要在实践中更多地考虑人群、地域范围等因素。

4. 国外医联体发展趋势

从国外医联体发展趋势看，各种模式可相互融合发展。各医院自主权逐步扩大，松散型医联体通过资产融合逐步过渡为紧密型医联体，虚拟联合逐步转变为实体联合；以横向模式为主的医院集团要转身加强纵向联合，逐步发展横纵混合模式医联体。目前，各国家和地区的医疗服务模式随着时代的变迁也在进行相应的改革，呈现出各种医疗联合体的模式相互融合发展、各医院自主权逐步扩大、松散型融合逐步过渡为紧密型医联体、以横向模式为主转向以纵向联合为主（以新加坡、美国、日本为代表）并逐步发展为横纵混合模式医联体（以德国、英国为代表）等发展趋势。美国正在探索医疗责任组织，英国的整合医疗网络也在不断调整，都在争取提高医疗服务质量的同时降低医疗成本；德国通过建立疾病管理计划，鼓励居民在社区首诊。

具体来看，国外医联体未来发展趋势包括以下五个方面：第一是医院产权制度改革，降低交易成本；第二是集团化管理，扩大规模，分散风险，获得规模经济效益；第三是多样化融资，获得充足资本，引入竞争机制和先进管理运作模式，提高经营效率；第四是健全合理的薪酬制度和有效的内部激励机制；第五是服务模式更加人性化，医院流程提供"一站式"服务。

1.4.2　国内相关研究

1. 国内医联体发展动因

自 20 世纪 90 年代，国内开始全面推进区域卫生资源重组和医疗卫生机构改革，形成了一批依靠行政关系统一管理的医疗联合体雏形。医疗联合体为实现医疗服务有序化、医疗结构合理化提供了有效途径，国内研究对于医疗联合体构建动因主要从政府层面、机构层面和患者层面进行论述。

从政府层面，通过构建医疗联合体，推进医疗卫生事业改革，整合区域内医疗卫生资源，提高基层服务水平和服务效率，缓解群众"看病难、看病贵"，解决优质医疗资源发展不均衡不充分问题；从医疗机构层面，通过构建医联体，可减少医疗机构为争夺患者资源，重复建设造成竞争性资源浪费，形成规模经济效应，提高效益，实现自身可持续发展；从患者层面，通过医联体，可提高患者对优质医疗资源的可及性，推进优质医疗资源的优质共享，享受到双向转诊带来的便利，满足患者对优质、快捷、价廉的医疗卫生服务需求。

李梦斐在其博士论文中指出医疗资源整合的动因包括宏观动因和微观动因。宏观动因包括：资源结构性矛盾，基层医疗机构薄弱和政策推动自上而下结构性调整；市场经济的发展和竞争压力的加剧；疾病谱的变化与人们服务需求的转变。微观动因包括：资源整合可促进机构间优势互补，加强内部成员之间人力、设备等资源流动，提高医疗技术水平。

部分学者从资源依赖理论分析医联体形成的动因。Pfeffer 和 Salancik 是资源依赖理论的集大成者，他们提出了资源依赖理论的 4 个基本假设：①组织最关心的是生存；②为了生存，组织需要资源；③组织通常不能生产这些资源；④组织必须与其所依赖的环境进行互动，其他组织正是环境的一部分。组织所需资源包括人员、资金、社会合法性、顾客、技术和物资等。胡重明在 Pfeffer 等人的研究基础上将医疗卫生服务组织与环境的依赖关系分为两类：一是政府与医疗卫生服务组织间的共生性相依关系；二是各医疗卫生服务组织间的竞争性相依关系。郭冰清、王虎峰以资源依赖理论为分析框架，对我国医疗联合体内组织间关系及其互动方式、理事会组建和行政继任情况进行了研究。在我国，医疗卫生机构必须主动谋求诸如资金、声誉等多种资源，才能实现生存和发展，在上述两种相依关系中，医疗卫生机构的资源诉求构成了医联体的组建动因。

2. 国内医联体发展研究

相比于国外医联体的发展，我国医联体发展起步较晚，但在政策干预下发展较为迅速。自 20 世纪 80 年代至今，国内医联体发展根据其发展特点可划分为三个阶段：自发阶段、探索阶段和全面发展阶段。

　　第一阶段为自发阶段（1985—2009 年），1985 年，我国首个医联体建立。自 20 世纪 90 年代起，在行政关系统一管理下，全国范围内开始推进区域卫生资源重组和医疗卫生机构改革，形成了一批医疗联合体雏形。2000 年国务院经济体制改革办公室发布《关于城镇医药卫生体制改革的指导意见》，促进了医疗机构之间的合理分工。此后，北京、上海、天津、江苏等地探索成立横向或纵向医联体。该阶段医联体的特点为医疗机构在市场竞争机制下，通过联合提高竞争力，以获取更多的利润，导致核心医院垄断严重，医疗机构之间缺乏分工协作。

　　第二阶段为探索阶段（2009—2013 年），新医改后，以建设医疗机构分工协作模式为目的，建立纵向三级医疗机构联合，通过资源共享、协同合作的形式，提高医疗服务效率，实现分级诊疗。上海在全国率先建立了"瑞金—卢湾"医联体试点，其他地区纷纷效仿发展区域医联体。

　　第三阶段为全面发展阶段（2013 年至今），2013 年国务院首次发文支持各地建立医联体，将医联体作为此后分级诊疗建设的重点，大型公立医院牵头组建区域医联体在全国全面实施试点。

　　根据医联体相关政策与研究，国内医联体模式主要包括四种类型：医疗集团、医疗共同体、专科联盟、远程医疗协作网络，其主要特点及优缺点见表 1 - 2。我国台湾地区采用的是策略联盟模式，包括包科经营、医事人力支持、联合采购、提供管理顾问咨询四种形式。其特点是：各医院行为不具行政约束力，经营权不统一，所有权相互独立，无最高决策单位，财务完全独立，是松散型医联体。

表1-2 四种医联体模式的特点及优缺点

医联体模式	特点	优点	缺点	代表模式
医疗集团	分为紧密型和松散型，由一家三级医院作为牵头单位，联合若干二级医院、康复医院、护理院以及社区卫生服务中心，构建"1+X"医联体，纵向整合医疗资源，形成资源共享、分工协作管理模式	"基层首诊、分级诊治、急慢分治、双向转诊"就医模式，方便患者诊治，减轻患者负担；提高医联体内其他医院技术水平，"缓解"龙头医院负担；双向转诊机制降低患者诊疗费用，节约社会资源	资金与技术保障要求高；政策层面存在障碍，医保起付线、补偿机制制约患者转诊积极性；形成医疗市场垄断，医疗服务效率下降	深圳罗湖医疗集团（紧密型）
医疗共同体	农村开展医联体建设模式，整合县、乡、村三级医疗卫生资源，医保支付方式改革与医共体建设紧密结合，从预防、治疗到康复提供一体化服务	有效控制不合理医疗费用；区域内大小医院破除竞争关系；有效整合县、乡两级医疗机构资源，优化基层医疗卫生资源，提高基层医务人员待遇和服务能力	绩效考核和利益分配比较复杂；县域内卫生技术人员资源匮乏制约发展；基层医疗服务能力薄弱，阻碍分级诊疗工作；县医院带动作用受制于自身能力和水平	安徽天长县域医疗共同体模式
专科联盟	以专科协作为纽带，组建区域间若干特色专科中心，提升解决专科重大疾病救治能力，形成补位发展模式	横向整合医疗资源，系统化解决医院某专科医疗和学科建设问题；推进优质资源下沉，疑难重症患者就诊更加便捷	基层医务人员培训周期较长，牵头医院在人力、物力、财力方面支援不足；基层机构对专病的诊断技术水平不高，影响专科联盟双向转诊的可持续发展	北京市儿童医院儿科联盟

续表

医联体模式	特点	优点	缺点	代表模式
远程医疗协作网络	牵头单位与基层、偏远和欠发达医疗机构，建立远程医疗服务网络，以信息化水平促进医疗资源纵向流动，提高优质医疗资源可及性和医疗服务整体效率	基层和偏远地区患者就近就医，弥补了偏远地区医疗资源不足的问题；避免重复检查、重复开药现象，降低医保支出	基层医院病人可能被大医院吸走；远程视频只能解决病史采集中问诊，辅检材料不能立即获得；医保无政策支持	中日友好医院远程医疗网络

3. 医联体实施效果评估研究

我国医联体主要有松散型、半紧密型和紧密型三种模式。其中松散型医联体占大多数，紧密型较少。医联体的发展历程较短，国内学者对于医联体实施效果评价不多，且较为零散。

邹晓旭以社会分工理论为基础，综合运用产业链理论、激励相容理论以及系统论等理论，探讨我国医疗服务体系内部的分工协作机制；运用利益相关者理论分析医疗服务体系中各利益主体间的互动关系，构建医疗服务体系分工概念框架；分析我国现行医疗服务体系的分工协作模式及其内外环境，对我国分级医疗服务体系构建的现状进行梳理，明确影响分级医疗服务体系构建的关键性要素，找出阻碍我国医疗服务体系合理分工的主要障碍。

闫如玉对我国"医联体"实施现状效果进行了系统综述，最终选取 20 篇文献，分析自 2010 年以来不同措施下医联体取得的效果。根据国内学者对于医联体的评价发现，基层医疗机构的卫生技术有所提升、基层医疗机构的诊疗人次不断上升、基层医疗机构病床使用率有所提升、向上转诊率达80%以上、向下转诊率为25%左右、患者对基层医疗服务满意度有所提升，但李静丽在研究中发现，患者对医联体的满意度仅为28.66%。

金燕等采用卫生政策分析中最常用的利益相关者分析法对我国医疗联合体的利益相关者进行分析。陈玲丽共界定出21个医联体利益相关者，包括7个核心利益相关者、9个潜在利益相关者和5个边缘利益相关者。

连颖菁运用数据包络分析法（DEA）BCC和Malmquist模型对福州市第一医院医联体内13家基层医疗机构的运行效率进行了计算分析。分析结果显示，基层医疗机构参与组建医疗联合体后，门诊、急诊人次呈增长趋势。DEA效率评价结果为全要素生产率均值呈下降趋势，规模效率有所改善，但技术变化出现退步。医联体内牵头医院对基层医疗机构应提供针对性对口帮扶，提升基层服务技术；同时政府部门应增加投入、出台完善的配套政策推动医联体发展。

在对医联体评价方法研究方面，任文杰通过构建医联体发展力评价指标体系，从物力、人力和品牌力三个维度，构建管理运行能力、抵御风险能力、学习创新能力、获得支持能力、品牌竞争能力5个一级指标，运营能力、盈利能力、发展能力、科技创新情况等17个二级指标，收入增长率、净资产收益率、员工认同感、服务重购医院、患者投诉率等51个三级指标，科学有效地评价医联体可持续发展能力，认识医疗联合体处于何种阶段。但任文杰的研究仅停留在构建指标阶段，并未对指标体系的合理性进行论证和检验。

梁涛以广西河池市人民医院为例，对该院建立的紧密型医联体实施管理后12个月进行成员医院医疗管理质量前、后比较，差异有统计学意义；医院床位使用率、业务收入及远程会诊等，与上年同期比较，增长显著，而向上转诊人数明显减少。得出的结论是：紧密型医联体管理后，有效地实现了优质医疗资源下沉，提升了基层医院的服务能力，促进了分级诊疗就医格局的形成，为基层群众提供了更加优质、高效、便捷的医疗服务。

部分学者认为医疗联合体内的关键因素是医师资源。吴聪睿将医师资源协调视为医联体最首要的问题，医师资源协调的最大问题是优质的医师资源分配不合理，马太效应明显。陈玲丽认为，核心医院职工对医联体的利益诉求依次为个人的提升发展、促进核心医院的发展、获得情感支持与尊重、工作环境要求、国家政策支持和促进成员医院的发展。郑一帆通过实证调查方法，调查了医务人员对于医联体的认知、需求和参与情况。从医务人员对分级诊疗的认知层面进行市政研究，结果发现医务人员对分级诊疗认知程度较高，总体认知率达75.98%；不同级别医务人员对分级诊疗的认知情况存在差异（$P < 0.05$）；相比而言，一级医疗机构中的医务人员对分级诊疗建设的态度更积极。分级诊疗的认知情况是影响医务人员对分级诊疗态度的重要因素，认知情况越好，对分级诊疗的赞同程度越高。吴侃针对四川省21个地市州医院的1280名医务人员进行了问卷调查，结果发现医务人员对双向转诊、远程医疗、坐诊指导和人才培养等医联体服务需求比例均高于80%，但利用比例分别为32.1%、16.3%、24.5%和12.5%；其中32.1%的医务人员参与了医联体服务，且过半数认为医联体服务效果较好。调查发现，医务人员认为医联体服务存在的主要问题为双向转诊管理流程问题和远程医疗患者需求问题；未参加医联体服务的医务人员的主要原因是没有管理部门通知、工作忙无时间参加、参与意义不大和想参与但机会少。也有学者分析了医联体对于影像、检验等医疗服务技术提升的影响。史姗通过远程方式，对某医联体内部胸部X射线图像进

行质量分析，发现加入医联体后图像质量得到了改善，且改善程度与加入医联体的时间长度有关。

陆俪平等人以内蒙古人民医院医联体为例进行研究，发现医联体居民电子健康档案管理存在缺乏法律规范、共享程度不高、使用率较低等问题。王海燕设计了医院向信息共享平台运营商按年和按患者访问次数两种付费方式，医院只有在参与信息共享后的收入大于或等于向平台支付的费用的情况下才具有信息共享的意愿。她利用最优化理论建立了信息共享平台运营商收益最大化模型，决策各三级医院和各社区医院是否参与信息共享及参与信息共享后的付费策略。降低基础检验检查项目价格能够同时提高信息共享平台运营商收益和三级医院的参与意愿，降低三级医院的患者再入院率能为信息共享平台运营商带来更高收益。

部分学者从患者角度评价了医联体实施后的实际效果。周丽丹提出，在医联体帮扶工作中，上级医院专科护士参与社区家庭医生团队工作，将有利于提高社区糖尿病患者对血糖监测知识的掌握度，从而提高重视程度和监测依从性，更好地控制血糖。雷祎对社区居民双向转诊现状及影响因素进行了实证研究，结果发现促进居民转诊行为的因素主要有满足转诊居民需要和转诊方便居民就医；阻碍居民转诊行为的因素主要有基层宣传力度不足和基层医生主观能动性较差。

目前，医疗联合体的绩效评估体制尚未形成，只存在针对单个医疗卫生机构绩效评价的方法，鲜有研究结合医联体目标、功能定位等对内部机构间互动机制和效果进行评价，对医联体整体绩效进行评估。绩效评价方法包括平衡计分卡法、关键绩效指标法（KPI）、层次分析法等，但这些方法要求数据具有线性特征，对数据的完整性要求较高。

4. 医联体发展问题和障碍研究

国内对于医联体发展存在的问题与障碍研究，可从运行机制角度、执行机构角度和目标受众角度进行分析。

从医联体运行机制和政策设置角度来看，由于制度缺乏长远规划，基于历史原因导致的卫生资源分配不均，分级诊疗效果不明显。而医联体管理过程中，政府过度"行政化"，合作松散，管办不分，未形成利益分享机制，医联体机构之间在人事、绩效、制度上缺乏统一标准，彼此文化与管理理念不同，因此有时很难调动其积极性，往往陷入流于形式的局面。李中凯指出，优质医疗资源总量不足、结构不合理、分布不均衡、基层人才缺乏已成为影响分级诊疗工作向前推进的重要制约因素。在机制建设方面，未形成双向转诊机制，由于政策不对接、服务不连续，没有完整的"双向转诊"政策引导；在配套措施方面，缺乏"双向转诊"配套政策，未形成清晰有效的政策引导机制和保障体系；医保政策不完善，阻碍患者双向转诊。基本药物制度限制了医疗机构的承接能力；财政补偿机制不合理，未形成长效运营机制；信息化水平不高，未形成统一交互的信息化平台，未能做到真正的资源共享、检查互认，协调机构不健全，导致转诊通道不通畅。刘巧艳指出，我国医疗联合体具有提高医疗服务效率、满足服务对象多样化和个性化的健康需求、政策支持、互联网技术在医疗领域的广泛应用等优势和机遇，也存在信息共享平台建设不完善、利益分配机制不明确、医保政策不合理、法律风险增大等劣势与威胁。

从医联体执行机构角度来看，医联体内部各医疗机构间存在利益冲突，由于各机构仍为独立法人地位，以追逐本机构自身利益最大化为驱动，在缺乏必要监管机制的情况下，会出现违背共同利益的行为；由于利益冲突模糊了各层级医疗机构的功能定位，甚至导致医联体内部的竞争关系，出现上级医院对基层患者的"虹吸现象"。上级医院对推动医联体建设的责任定位不高，在政府投入有限的情况下，难以有效调动"大医院"参与医联体建设的积极性和主动性；上级医院参与医联体建设的目标与政府导向尚未形成一致，一些"大医院"借助医联体平台，盲目地"摊煎饼"，通过与基层医疗机构签订合作协议扩大医疗市场占比，重合作的数量和广度，轻合作的深度和效度，形成了医联体的空心化运行。

基层医疗机构的主体能动性不强，求生存、求发展、促服务的意愿并不强烈；医联体的内部合作与考评机制存在条块壁垒，基层医疗机构建设管理的归属权在基层政府，"大医院"则归属上级政府主管部门，二者行政条块的不一致，导致医联体框架下的上下级机构合作难以从行政上加以约束，也难以从源头上推进医联体在人、财、物上的统一，阻碍了以技术和资产等为纽带的医联体合作形式的有效推进。基于医联体的一体化信息服务体系欠缺，基于医联体机构之间的信息一体化系统尚未构建或构建不全，信息流所反映的人、财、物及工作量指标等不全面、不具体，难以全面量化评价合作成效，不利于上下级机构之间更好地实现协同服务。

在医联体模式下，城市公立医院的薪酬管理面临新的挑战，例如绩效考核标准模糊、薪酬激励程度拿捏不准、薪酬激励体系差异较小等问题都会导致薪酬激励体系效果不够明显，优质人力资源下沉机制不完善，医疗人力资源整合程度较低。郎颖以S省为例分析医联体存在的问题发现，无论是区域内还是跨区域，医联体在本质上都是松散型医联体，没有形成责任一体、利益一体、发展一体、服务一体的功能定位明晰的医疗联合体，具体表现为：缺乏统一的质控和双向转诊标准，不能统一和协调同一疾病的诊疗规范和用药规范，极易引发相应的质量和安全问题，影响患者的就医选择；"形式上的整合"使得松散型医联体内的分工协作机制缺乏约束与管理；医联体内各利益相关者基于各自利益的考虑，下转动机不足。黄菊基于计划行为理论，对医联体内医生转诊行为态度、主观规范及直觉行为对于医生转诊行为的影响和作用机制进行分析发现，科室主任和同事、病人及其家属是医生转诊面临的主要社会环境压力，并且患者病情、医生能力水平、工作负荷、床位指标、医保制度、内部激励机制都会影响医生转诊。

基层医疗机构能力不足是影响患者双向转诊的重要原因，技术力量薄弱、人力资源匮乏、公共卫生工作负担重，基层医疗机构收支两条线的财政补偿政策限制了基层医务人员的服务积极性，全科医师教育培训机制尚不成熟，导致基层难以留住优秀青年医生，加剧了不平衡的现象，分级诊疗效果不明显；基层医院患者以取药居多，药品不全又无法令患者满意；大部分设备处于陈旧和老化状态，无经济条件更新和维护，因设备简陋检查结果得不到医患的信任；医保报销政策欠完善。基层医联体建设存在核心医院专家不愿意到基层坐诊，无患者可看，尤其是外科、骨伤科、妇产科等手术科室，社区医院无手术室，无法开展常规手术。社区医院人才少，服务能力有限，患者不愿意到社区医院就诊。核心医院与社区医院合作方式单一，使专家坐诊流于形式，核心医院没有充分了解社区医院的情况和实际需求，只能根据经验安排相关科室专家轮流到社区医院坐诊，缺乏有效的激励机制。目前医联体合作是按专家坐诊的天数计算劳务费，没有将专家的工作量纳入绩效考核，受基本药物制度制约，目前社区医院的药品供应不能满足患者需求，宣传力度不够，缺乏有效的宣传通道。

从医联体目标受众角度来看，患者缺乏基层就诊意愿，患者转至基层医院后享受不到连续性、同质化的医疗服务，更多的患者选择拒绝向下转诊治疗，又由于转诊具有强制性，导致群众满意度较低。居民对医联体的接受程度不高，签约率不高，主要原因在于对基层医疗机构诊疗水平不信任，以及担心影响就医自由选择。

5. 国内医联体完善策略研究

针对以上问题，国内不同学者分别从运行机制、配套机制、执行机构和患者等角度提出了完善医联体的策略。

《中国农村卫生事业管理》认为，医联体建设绕不过产权关，只有当县域医联体都实现了同一个产权，都可以实现"同质化"，医联体核心医院才真正舍得花本钱建设成员医院，那时的医疗资源下沉、分级诊疗制度、家门口就诊等医改的目标才能真正得到实现。分级诊疗背景下，大型医院管理者及医务人员要转变观念，树立全新的管理理念，充分摆好自身在分级诊疗体系的功能定位，在运营上讲究策略，要发挥特色；基层医疗机构要实行分级诊疗，落实基层首诊，必须强基层，改变以往基层侧重预防保健，过分强调健康管理和公共卫生，而忽视医疗服务能力建设的状况；卫生行政部门应做好本地区卫生资源配置，加大对基层医疗卫生机构的投入，多培养全科医生，不断提高基层医疗卫生机构的服务水平。

刘玉莲提出医联体制度选择与安排需考虑医疗和医保之外的政治、经济、文化等因素，为保证协同体内的效率，需要以利益引导医疗联合体，不应局限于建章立制、行政干预这样的体系层面，更要建立一套体现各方利益诉求、能够形成参与激励的支撑机制；医联体建设要正确运用协同理论，在医疗联合体建立时需构建一致的利益目标，在具体实施的过程中，谨慎处理各利益主体之间的关系，增强彼此的认同感和统一性，最大限度地发挥其效率。

郎颖提出，加大对基层医疗卫生机构卫生资源的投入，推进家庭医生签约服务；实现松散型医联体向紧密型医联体的过渡，成立一体化的唯一法人代表的医院集团；政府创新补偿机制，实施以事定费的补偿标准；以医保管理模式改革促进以预防为主的分级诊疗制度的建立。

（1）在运行机制方面的完善

第一，坚持政府主导，做好顶层设计，政府主导是深化改革的重要保障。由于公立医院改革涉及众多环节和复杂的利益，试点城市的公立医院改革路径大不相同。跨市、区医疗集团的资源整合需要不同层级政府强有力的支持和成员单位互相紧密配合。以大鹏新区医联体为例，该医联体理清了新区卫生行政部门与集团之间的权责，突破了行政分级管理体制，实现了跨层级、跨部门的医疗资源有效整合。完善医联体的管理体制，逐步发展紧密型医联体，以技术为纽带的松散型医联体无法实现医联体内部资源的"一体化"管理。

第二，需要建立利益共同体的正向激励和分配机制，形成利益共同体，建立正向激励和分配机制。

第三，明确的功能定位是医联体高效运行的基础，需要各机构间人才和资源共享，形成适宜的利益分配机制。

第四，需要政策和制度上的保障，优化医联体内部转诊制度，完善医联体整体绩效评估体制。

（2）在配套机制方面的完善

充分发挥医保在医联体建设中的杠杆引导作用，运用支付方式改革等手段，形成良好的就医秩序。加大政府财政支持，完善医联体内部补偿机制，强化医联体与政府间的协作关系。王成指出无论是哪种形式的医联体建设都需要财政制度和人事制度的配套支持，关键是解决好医保资金分配、资产所有权及内部利益分配等关系，应建立基于信息化平台的资源整合与共享机制，实现医联体信息化管理。通过信息共享，追求规模效率，提高整个医联体的共同规模效益、管理效益和增值效益。俞曦提出通过"互联网＋"医疗的加成，推进医联体建设。通过"互联网＋"医疗，建立健全医联体绩效考核制度，统一管理医联体内各成员单位的各项医疗行为的收入、成本，制订统一的考核制度、奖惩方案。通过远程会诊、远程检查与检验和线上药房等提高基层医疗机构的医疗水平，提升患者就医的获得感，突破信息瓶颈，完善分级诊疗医保支付工作。"互联网＋"医联体新模式推进了信息技术与传统模式的融合，优化了医疗资源的配置。邢丹从雾计算在远程医疗健康领域的应用现状及可行性出发，提出"雾计算＋医联体慢病管理"的新模式，通过综合运用慢病物联网采集、雾计算、云计算及大数据技术，建设慢病管理干预辅助、慢病管理大数据分析平台，向患者提供更加高质量的远程医疗健康服务，更好地辅助医护人员做出诊断和治疗。

（3）从执行机构角度完善策略

完善主要集中在提升基层医疗服务能力方面，石锦浩认为，医联体的根本目的在于纵向整合医疗资源，提高资源的利用效率，而非单纯营利。白瑜提出通过突破层级之分、畅通绿色通道、规范多点执医、建立垂直化管理模式、打造社区精品专项医疗救治技术、突破信息技术瓶颈等措施提升社区卫生服务水平。梅燕指出在医联体发展过程中，社区卫生服务中心未来要做好三项工作，即做强基本医疗、做实基本公共卫生、做实基层卫生管理服务，调动员工积极性，调动居民积极性。李旭辉提出，医联体建设，要依托现代信息技术，通过大数据等的有效管理，在医疗资源的协调运作中实现好"权"与"益"的匹配。

推进医联体建设，要做好医疗资源的资本化评估及股权化认证、建立检验中心与影像中心、分级授权综合利用医联体数据等工作。尹庄提出，健全政策配套措施，有序引导医联体发展，加强医疗服务价格与医保调控，引导患者理性就医，注重基层医务人员能力培养，构建和完善基于医联体的一体化信息网络。江宇提出，医联体的关键手段是信息化，应在社区卫生服务机构建立一个能够覆盖到全体老百姓的信息系统终端，便于他们在手机客户端咨询、挂号，后端的治疗、评价、付费、监管、医生的科研、对治疗手段和药物效果的评估，均可在该终端完成。廖生武提出创新"互联网＋"背景下区域医联体医疗质量管理，发挥政府作用，完善医疗质量管理机制，搭建一体化信息平台，组建内部融合新体系，找准互联网特点规律，开发医疗质量管理举措，引进互联网信息技术，提高医疗服务效率，加强多方协作，多渠道引进发展资金，未来可实现医疗质量管理一体同质、医疗质量监管实时可控、医疗服务流程快捷安全、医疗数据信息共享可知。

（4）从患者角度完善策略

金春林提出，通过患者与社区家庭医生签约，将医患关系转变成一个长期、连续、有责任制的关系。从预防到治疗、康复、护理，整体打包，建立全面的健康管理全科医生团队，为患者提供签约服务。同时，发挥医联体在慢性病预防整合的优势，构建慢性病预防和控制服务体系，促进慢性病从预防、治疗到康复的整合服务发展。

1.4.3 研究述评

综上国内外研究发现，国外医联体发展起步较早，相关医联体模式发展较为成熟，不同国家根据社会经济发展特征和医疗卫生体制特点，发展了不同的医联体模式，但发展目标均为向居民提供整合连续性服务，提高服务效率，降低服务费用，提升居民健康水平等。医联体发展成效及评价方法多样，为本研究提供一定的评估方法和理论支撑。国外医联体发展先于国内，发展趋势逐步由松散型向紧密型发展，医联体内合作程度较深，内容更加丰富，形式更加多样，其发展趋势对国内具有一定的借鉴意义。

国内医联体发展较晚，可划分为起步、发展和完善三个阶段，现有研究多集中于现状描述、问题分析和完善策略三个方面。国内研究存在以下三个问题：第一，对于医联体政策效果评估多为现状描述，缺乏系统性评估框架和相关理论支撑；第二，对于问题分析呈现碎片化、片面性的特点，层次不清，体制机制层面、执行层面和需求方层面的问题均有，绝大部分研究对于问题的分析多就问题而言问题，未将相关问题置于政策体系中进行深入剖析，未系统全面分析医联体内部机构互动关系及其对最终效果的影响；第三，对于政策完善建议针对性不强，较为零散，难以构建系统性医联体政策体系，形成协调配套机制。

现有研究中存在的问题，为本研究提供了进一步探究的空间。本研究首先以史密斯政策执行模型为研究框架，将医联体作为一个系统进行深入研究，对于医联体所涉及利益主体及其复杂的利益关系，利用模型手段进行简化、分析和剖析演绎，系统、全面地分析政策运行机制设计、执行主体、目标受众等对于医联体政策执行效果的影响及作用机制，发现关键问题；其次，基于系统评估框架，结合卫生服务体系框架、利益相关者、安德森模型等作为理论支撑，结合医联体的目标和特点，丰富各评估模块的内涵及互动关系，构建一套具有适应性和学习能力的医联体实施效果评估模型，系统研究医联体内部利益相关者及其互动关系，运用定性和定量研究方法，发现制约医联体实施效果的关键因素，完善医联体各机制构建，提出针对性完善策略。

第 2 章

概念界定与理论基础

2.1　概念界定

2.1.1　医疗联合体

医疗联合体是以一家或几家大型医院为龙头，整合（联合）若干所或一小批中小型企业、社区卫生服务中心、诊所等医疗卫生机构，以区域卫生规划为指导，打破所有制性质限制，科学布局，合理分工，建立有效的联动机制，为人民群众提供医疗救治、预防保健、健康咨询等一系列服务的医疗卫生组织，其构建目标是实现资源优化配置、服务的安全高效和价格的公平合理，保证医疗卫生服务的持续性、公平性、高效性、可及性和安全性，避免资源浪费和过度消耗，方便人民群众就医，满足其日益增长的医疗卫生服务需求，提升群众满意度。

医疗联合体有多种分类方式，以连接方式为划分标准，医联体可分为以技术、管理等资源共享的虚拟联合和以资产、所有权整合为主的实体联合；以整合形态结构为划分标准，医联体可划分为同类或同级医疗机构间合作联盟的横向整合、以不同类型或层级医疗机构联合的纵向整合和兼具以上两种特点的横纵整合三种类型。

在国内，根据医联体相关指导性政策，将多种形式的医联体按照区域、层次进行划分，共分为以下四种类型：

（1）在城市组建医疗集团。在设区的市级以上城市，由三级公立医院或者业务能力较强的医院牵头，联合社区卫生服务机构、护理院、专业康复机构等，形成资源共享、分工协作的管理模式，在医联体内以人才共享、技术支持、检查互认、处方流动、服务衔接等为纽带进行合作。

（2）在县域组建医疗共同体。重点探索以县级医院为龙头、乡镇卫生院为枢纽、村卫生室为基础的县乡一体化管理，与乡村一体化管理有效衔接。充分发挥县级医院的城乡纽带作用和县域龙头作用，形成县乡村三级医疗卫生机构分工协作机制，构建三级联动的县域医疗服务体系。

（3）跨区域组建专科联盟。根据不同区域医疗机构的优势专科资源，以若干所医疗机构特色专科技术力量为支撑，充分发挥国家医学中心、国家临床医学研究中心及其协同网络的作用，以专科协作为纽带，组建区域间若干特色专科联盟，形成补位发展模式，重点提升重大疾病救治能力。

（4）在边远贫困地区发展远程医疗协作网。大力发展面向基层、边远和欠发达地区的远程医疗协作网，鼓励公立医院向基层医疗卫生机构提供远程医疗、远程教学、远程培训等服务，利用信息化手段促进资源纵向流动，提高优质医疗资源可及性和医疗服务整体效率。

城市与农村之间可以城市三级公立医院为主体单位，在已建立的长期稳定对口支援关系基础上，通过托管区域内县级医院等多种形式组建医联体，三级公立医院可向县级医院派驻管理团队和专家团队，重点帮扶提升县级医院医疗服务能力与水平。国家级和省级公立医院除参加属地医联体外，可跨区域与若干医联体建立合作关系，组建高层次、优势互补的医联体，开展创新型协同研究、技术普及推广和人才培养，辐射带动区域医疗服务能力提升。

国家鼓励紧密型医联体建设，从长远发展来看，紧密型医联体分工明确、定位清晰，实现了各机构的协同合作、资源共享，将过去医院、医务人员和患者短暂的、阶段性的关系，转变为长期的、连续的、责任制的关系，有利于提供良好的就医体验、改善医患关系、维护居民健康。而松散型医联体仅仅将医联体内各机构合作形式停留在表面，未能构建真正意义上的协同合作关系，从长远发展来看，松散型医联体势必要向紧密型医联体转变。因此，本研究将研究对象聚焦于城市紧密型医联体的建设，对于政策评估及改进更具现实意义，总结紧密型医联体发展经验及存在的问题在一定意义上能够对松散型医联体未来发展提供借鉴和指导。

2.1.2 政策评估

国内外学者对于公共政策评估研究较多，主要代表性的定义有如下几种：林水波认为，政策评估是针对政策全过程，判断政策制定完整性、政策执行偏差性和政策结果效用性的评估活动。James E. Anderson 认为，政策评估包括对政策内容、执行、目标和影响的判断。Michael Hawlett 认为，政策评估包括对政策目标实现性和所使用手段的评估。托马斯·戴伊认为，政策评估是政策所产生的效果，判断效果与政策的成本是否符合的过程。国内学者陈振明认为，政策评估是判断政策效益、效率及价值标准和程序的过程。陈庆云认为，政策评估的着眼点应是政策效果，同时对政策效果进一步解释，与政策目标、政策产出有一定区别。

对医联体政策实施效果评估，主要包括对于政策设计完整性、政策执行偏差以及政策实际效果的评估。政策设计优劣与执行情况共同影响政策总体的实施效果。因此，本研究对于医联体政策实施效果评估，既包括政策设计的阐释，又包括政策执行情况，还将政策受众反应，即政策结果纳入研究。但医联体实施效果含义多样，既包括机构层面的资源共享、能力提升、绩效改进，又包含患者层面的医疗服务利用等。因此，有必要从以下三个层面进行分析：从政策设计层面，针对医联体政策文本进行阐释，进一步明确医联体政策目标与措施，为政策实施效果评估提供标准；从机构层面，也是政策执行层面，关注内部互动效应，即人、财、物等资源共享以及能力提升；从患者层面，也是政策目标受众层面，关注医疗服务利用情况、政策知晓度、满意度等情况。而史密斯模型将以上三个层次纳入其中，为系统研究医联体政策执行过程的相关要素提供了一个良好的理论框架模型。

2.2　史密斯政策执行模型

2.2.1　基本内容

政策执行涉及政策主体的内部输出作用于目标群体的方式、影响与结果，包括政策执行主体、目标群体、政策环境与政策本身的作用与相互关系，直接影响甚至决定政策目标的实现。史密斯政策执行模型作为公共政策分析的经典模型之一，为分析政策执行过程中的关键影响因素提供了分析框架，该模型认为影响公共政策执行效果的四大因素包括：理想化政策、执行主体、目标群体和政策环境。

史密斯模型认为政策执行过程包括两大互动过程，一方面是政策制定与政策执行的互动，另一方面是四大影响因素即理想化政策、目标群体、执行机构与政策环境之间的互动关系，这种关系由紧张状态经过协调处理后形成了平稳状态。政策执行阶段的结果会反馈至政策制定过程，促进政策的完善和优化，如此循环往复。政策执行的过程就是两大互动过程的整合，共同促进政策的有效执行。史密斯模型如图 2-1 所示。

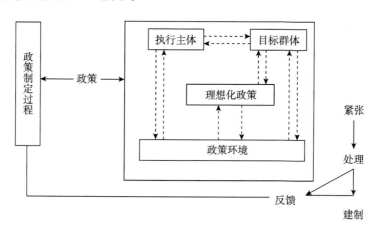

图 2-1 史密斯模型

史密斯模型基本要素包括理想化政策、执行主体、目标群体、政策环境及其互动关系。史密斯模型基本要素及内涵界定见表 2-1。

38

表 2 - 1　史密斯模型基本要素及内涵界定

要素		内涵界定
基本要素	理想化政策	政策合理性与完整性,包括政策目标、政策内容、实施范围、实施手段
	执行主体	执行机构的组织架构、职能分工、执行人员的能力与素质等
	目标群体	目标群体的特质、经验习惯、政策接受状况与文化社会经济政治环境
	政策环境	影响政策产生、存在和发展的一切因素的总和,包括经济环境、文化环境和制度体制环境等
	理想化政策与目标群体	指政策内容的宣传与解释,政策目标被目标群体所接受;目标群体对政策所持态度与反应
	理想化政策与政策环境	当前政策所处的客观环境对于政策执行的影响
要素间互动关系	理想化政策与执行主体	执行主体设置与职能划分有利于政策执行;执行人员对政策理解正确,产生政策认同感;政策内容能够与执行主体利益及立场一致,并对其形成激励机制
	执行主体与政策环境	执行主体所处环境不同,会采取不同执行方式,影响政策目标的实现
	目标群体与政策环境	目标群体的行为选择受到文化习惯观念以及政策执行过程环境的影响
	执行主体与目标群体	两者关系由政策执行中的根本价值取向决定,政策执行者的执行方式、手段会影响与政策目标群体的关系

2.2.2　史密斯政策执行模型优势

医联体政策执行过程是一个复杂、动态的系统工程,在实际政策执行过程中,大量相关要素对执行过程产生作用和影响,且各要素的性质、环境、内部构造处于动态变化的过程,加剧了政策分析的难度。借助于模型方法,可以在符合系统整体性基础上,将复杂问题通过易于处理的简单模型呈现，从而形象直观地反映系统中的关键要素。史密斯模型将现实中政策执行中的复杂影响因素总结为理想化政策、执行主体、目标群体和政策环境等要素，同时综合考虑各要素的互动关系，借助该模型可以深入剖析影响医联体政策执行的关键因素，提出提升政策执行效果的优化策略，为医联体政策设计优化与完善提供依据。

本研究选取史密斯政策执行模型具有以下两方面的优势：一方面，史密斯模型对于政策执行影响因素的总结和提炼具有系统性和稳定性。梳理各个时期的政策执行模型可以发现，Elmore 的冲突和协商模型认为政策执行偏差是由于内部冲突未得到有效协调；Mclaughlin 的互动理论模型认为执行者与受众需求一致性、受众观点和需求一致性以及环境因素是影响政策执行的三个因素；Brannick 和 Prince 提出的系统模型理论认为系统自身和所处环境是影响政策效果与目标差异的重要变量，具体包括政策目标、相关资源、执行主体、执行方式、所处环境等。从以上各模型可以总结出，诸多学者对于政策执行影响因素的重合点仍然汇聚于史密斯模型归纳的四要素，即相关政策、政策环境、目标群体、执行主体。该四要素是政策执行分析中相对稳定的影响要素。另一方面，从现实问题出发，研究医联体政策实施效果，必然会涉及多方面因素，相关要素及其相互关系的叠加，加之医疗卫生体系的复杂性与动态性，使得研究更加复杂。引入模型方法，可简化研究问题，便于分析各要素间的关联，易于控制政策执行过程，保障政策目标的实现。

因此，本研究从医联体政策设计出发，综合考虑理想的医联体政策、政策环境、执行机构以及目标受众在政策执行过程中的综合作用，同时将各要素的互动关系对政策效果的影响也纳入相关分析，解析影响医联体政策执行的制约因素，提出提升政策执行力的优化路径并对医联体政策设计及执行做进一步修正。

2.2.3 史密斯政策执行模型对医联体政策分析适用性

本研究运用史密斯模型，基于理想化政策、执行主体、目标群体和政策环境四个维度来建立医联体政策执行的研究框架。

理想化政策设置得完整、科学、可行性为政策的有效执行奠定了基础，理想化政策应目标合理、内容完整、手段可行。本研究将医联体政策运行机制作为理想化政策，综合西安市医联体政策实际内容，以西电集团医联体运行机制为实例，总结执行医联体政策的主要措施。

政策执行过程中，执行主体的结构、能力、素质等均会影响政策的有效执行，政策执行效果会受到执行机构和相关人员的影响。医联体政策执行者较为复杂，既包括卫生行政部门又包括医联体相关医疗机构及其职工。医联体既可视为一个整体，也可划分为核心牵头医院、成员医疗机构等多个内部机构，各机构均可视为政策执行者；而各医疗机构内部职工作为医联体的重要参与者与政策执行者，既是医院利益的代表，也追求个体利益最大化，其利益的满足程度会决定其执行效力，影响医联体政策的执行效果。本研究在医联体政策执行主体层面，重点分析了机构运行、机构互动以及机构内医务人员的反应，从供方角度分析医联体政策运行效果。

目标群体是政策的直接作用对象，其对政策的双面反馈是影响政策有效执行的关键因素。本研究将分析医联体政策的目标群体即患者，对于医联体政策的认知与满意度、基层首诊、双向转诊的意愿及行为等内容。

最后，政策环境作用于政策执行全过程，包括内部环境与外部环境，对于政策执行效果具有重要影响。医联体政策的政策环境具有特殊性，既包括医疗、医保、医药等"三医"在内的医药卫生体制环境，又包括经济、政治、文化等社会大环境。由于医药卫生体制环境对于医联体政策起直接影响作用，而社会大环境的影响是长远影响和间接影响，且社会大环境复杂性较高，因此，本研究重点关注医药卫生体制内部环境因素对医联体政策实施效果的影响，包括财政、医保、医药等相关政策。尽管我国医疗卫生事业中"医疗、医保、医药"分属于不同行政部门，但医药卫生体制等内部环境对医联体的影响已被政策制定者考虑在内，作为保障机制出现在医联体政策文件中，因此本研究将对于政策环境的探讨纳入医联体相关运行机制。

2.3　医联体政策效果评估概念模型

医联体制度是一项复杂的系统工程，全面评估政策实施效果难度较大，且现有研究和实践层面未形成相关评估标准。史密斯政策执行模型为医联体政策效果评价提供了理论框架，但医联体制度在各个具体维度具有哪些内涵和具体内容，评价标准如何需要进行具体界定，因此本部分结合卫生服务体系框架、激励相容理论、安德森模型等相关理论，为医联体政策评估建立一套具有适应性和学习能力的医联体实施效果评估模型。

2.3.1　医联体运行机制评价框架

2000 年世界卫生组织（WHO）发布的《卫生系统：改进业绩》

报告为系统评估卫生系统绩效，提出了卫生系统的目标与运行职能。卫生系统的目标包括改善健康、合理融资和满足需求，其中合理融资和满足需求具有一定手段性，可以促进健康的改善，三个目标又可以相互独立，任何一点的不足都可能导致人们对卫生系统较低的评价。卫生系统的运行职能包括四个方面：卫生服务供给、资金筹集汇总与配置、提供资源、担当筹备人，各职能彼此之间及与系统目标之间存在一定的联系。WHO卫生系统运行职能与系统目标之间的关系如图2-2所示。

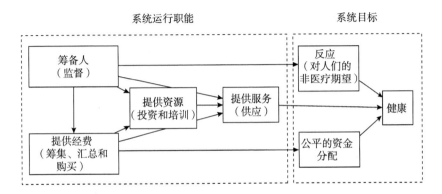

图2-2　WHO卫生系统运行职能与系统目标之间的关系

医联体制度内容可根据卫生系统模块进行划分，由于医联体制度的结构与功能设定不同，各模块之间层次划分、重要性及互动关系存在其特殊性，各模块的具体内涵需结合医联体的特点进行细化。2017年4月，国务院办公厅印发《关于推进医疗联合体建设和发展的指导意见》，全国20个省、4个自治区和4个直辖市相继发布和实施《关于推进医疗联合体建设和发展的实施意见》。结合医联体相关政策与国内外相关研究，本研究将从医联体目标和运行职能设置两方面对医联体的制度运行机制和目标进行总结。

1. 在医联体目标层面

提升基层医疗服务能力，实现分级诊疗就医格局，满足群众的健康需求。提升基层医疗服务能力是后两者的基础和关键，医联体建设的最终结果是形成分级诊疗格局，而满足群众健康需求是最终的目的与归宿。

2. 在医联体运行职能设置层面

组织管理机制是医联体制度核心机制之一，其实质是控制权。控制权具体包括目标设定权、检查验收权、激励分配权。具体到医联体的管理机制，可包括医联体组织架构设置、功能定位与决策权力划分与协调机制，运行管理等考核问责机制，财务分配、激励机制等利益分配机制。

资源共享机制是引导优质卫生资源，包括人力、物力、技术等，下沉至基层医疗机构，合理配置医疗资源，形成有序的就医秩序。在卫生人力方面，包括医学人才的培养和培训、吸引和留用，加强对医学人才特别是基层全科医学人才的培养、培训、引进和保障措施；完善医联体内多点执医机制，引导知名专家基层坐诊、培训带教；加强基层人员培训进修机制。在卫生技术方面，完善信息化技术手段，实现医联体内设备仪器等医疗资源共享，检查结果互认；推行医疗服务质量同质化机制等。

医联体保障机制包括卫生筹资与支付、药品供应和信息共享等模块，是指实现充足、公平、有效的资金筹集、分配与利用活动的综合。筹资与支付机制包含财政补偿机制、医保政策、医务人员薪酬激励制度及医疗服务价格调整机制四个重要维度。药品供应机制既包括适当扩充满足基层患者诊疗需求的基本药物制度以外的药品，也包括对于基层慢病患者调整处方期限等措施，以满足双向转诊患者用药的连续性。信息共享机制指构建区域健康信息共享平台，包括健康管理系统、双向转诊系统等，实现信息互联互通，优化转诊渠道，提高转诊的效率、连续性与协同性。

服务提供机制是医联体的核心，主要通过各层级医疗机构的功能定位与分工协作，优化医疗资源配置，提高优质医疗资源基层可及性，提高基层医疗服务能力，实现医疗服务连续提供，形成基层首诊、双向转诊、急慢分治、上下联动的分级诊疗格局。

基于 WHO 卫生系统框架，结合医联体政策实际，对医联体运行职能与目标的划分如图 2 - 3 所示。

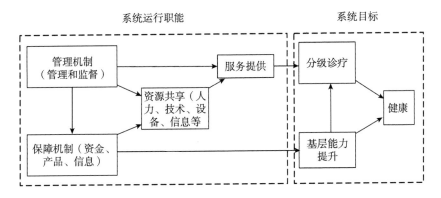

图 2 - 3 医联体运行职能与目标

2.3.2 医联体执行主体评估框架

利益相关者是指所有与政策有关，能够对政策执行和结果产生影响或受到政策影响的团体或个人。在医联体政策执行过程中的利益相关者又可从机构层面和个人层面进行划分。

在机构层面，利益相关者包括：基层卫生行政管理部门，负责对医联体政策实施进行管理、监督与考核；医联体内部执行机构，又分为大型公立医疗机构和基层医疗机构。其中大型公立医疗机构在医联体政策执行过程中占据更多的主动权和话语权，主动对基层医疗机构进行帮扶，共享优质医疗资源；基层医疗机构处于被动接受帮扶位置，利用大型公立医疗机构的优质资源，提升基层医疗服务能力和技术水平。但是大型公立医院作为代理人，其首要目标在于医院自身发展并为社会公众提供医疗服务；基层医疗机构作为代理人，由于不具有提升自身医疗服务的能力，且公共卫生工作繁重，人力短缺，不具备接收下转患者的能力。另外，医联体内大型医院与基层医疗机构是竞争关系还是协作关系取决于机制建设和利益分配。因此，将医疗机构视为追求利益最大化主体，在缺乏有效激励机制的情况下，机构行为可能与政策目标相冲突，影响政策执行效果。

在个人层面，利益相关者包括医疗机构内部医务人员，而医务人员又包括管理人员和医护人员，其中管理人员代表组织利益，为实现组织目标，对临床医护人员制定激励约束机制，而医护人员作为医疗机构与目标受众的主要连接者，是政策执行的关键环节，但医护人员作为经济人，出于对个人利益的追求，可能导致个人行为与组织目标相冲突，会影响医联体政策执行效果。医联体政策执行相关利益主体的互动关系如图2-4所示。

基于此，在政策执行主体层面对于医联体政策运行效果进行评估，选择牵头医院和基层医疗机构以及各机构医护人员作为评估对象，评估医联体实施后机构的运行情况，包括服务提供和经济运行；机构间互动情况，包括资源共享和服务提供情况；各机构医务人员工作情况及对于医联体政策的认知。

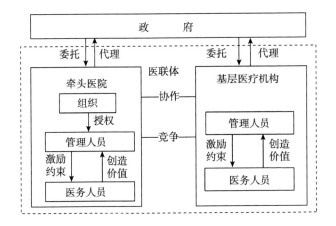

图 2 - 4 医联体政策执行相关利益主体的互动关系

2.3.3 医联体执行目标受众评估分析框架

医联体政策执行受众反应包括患者对于政策的知晓和认同程度、患者就医意愿及行为。其中就医行为是指人们在感到身体不适或出现某种疾病症状时而采取的寻求医疗帮助的行为，它包括对医疗机构、医务人员、药品、治疗方式的选择。患者就医行为选择过程中，会根据医疗卫生服务价格、质量、医疗机构可及性及自身状况和偏好综合选择自感效用最大的组合，决定是否就医以及去哪里就医，患者的选择行为是一系列因素综合作用的结果。

Andersen 卫生服务利用行为模型将影响患者就医选择的因素概括为环境因素、人群特征、健康行为和健康结果，如图 2 - 5 所示。

环境因素既包括经济、政治、社会观念等外部环境因素，也包括卫生服务体系内的卫生政策、资源、组织等内部环境因素。人群特征包括倾向特征、促进资源和需要。倾向特征包括人口学

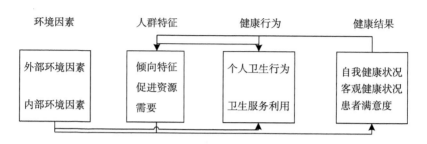

图 2 - 5　Andersen 卫生服务利用行为模型

特征、社会结构和健康信念；促进资源包括个人、家庭和社区资源；需要受到社会因素和卫生信念的影响，反映人们对健康的评价和认识。健康行为包括个人卫生行为和门诊、住院等卫生服务利用。健康结果包括自我健康评价、客观健康状况和患者满意度等。

患者作为医疗卫生服务的对象，也是医联体政策最终的目标群体，其就医选择直接影响着整个医联体制度的运转和分级诊疗目标的实现。本研究在医联体政策实施效果研究中，重点关注患者对医联体内基层首诊意愿及行为和双向转诊意愿和行为。

医联体内患者就医行为选择的影响因素，可归结为以下几类：环境因素，包括卫生服务体系因素、医疗服务质量、医保医药和医联体政策等；人群特征，包括年龄、性别、文化程度、收入水平等；健康行为，包括医联体政策目标中的基层首诊意愿及行为，双向转诊意愿及行为；患者的主观评价，即患者政策满意度及患者就诊满意度等。

综合以上理论和研究，本研究医联体内患者就医行为的理论框架如图 2 - 6 所示。

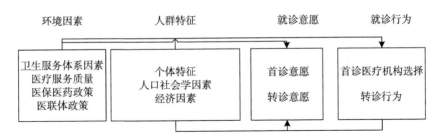

图 2 - 6 本研究患者就医行为理论框架

2.3.4 总体评估概念模型

史密斯政策执行模型为医联体政策效果评估提供了总体框架，从理想化政策、执行主体、目标受众及政策环境四个影响政策执行效果要素，结合医联体政策目标及特点，确定医联体政策效果评估的主要思路及维度。首先，从总体上分析医联体政策运行机制设置（包含医疗卫生体系内部环境因素）；其次，分别从执行主体和目标受众维度分析医联体政策的执行效果。而依据 WHO 卫生系统框架为界定医疗卫生服务系统提供了权威、稳定的理论框架，医联体作为一个特殊类型的医疗卫生服务系统，同样适用于该系统，依据该框架可对医联体主要运行机制进行划分与提炼，主要分为组织管理机制、资源共享机制、服务提供机制、保障机制。医联体运行机制的划分既是对医联体政策内容的总结，也是政策效果评估的基础。

本研究基于以上运行机制、执行主体和目标受众分析理论和研究基础，综合考虑目的性、代表性、现实操作性和数据可获得性等原则，综合运用专家咨询法，结合对于行政管理部门相关人员、医疗机构管理人员以及临床医务人员质性访谈，对史密斯政策执行模型在各模块的分析内容进行细化，分别解释各模块内部的互动关系，形成医联体政策实施效果评估概念模型，各模块内容及其互动关系如图 2 – 7 所示。

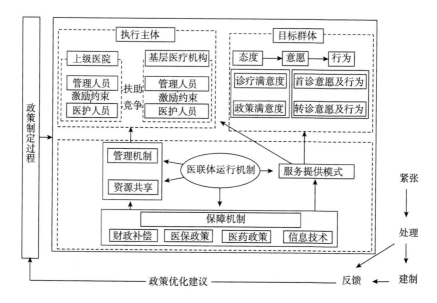

图 2 – 7　医联体政策实施效果评估概念模型

第3章

研究设计

3.1 案例选择及简介

西安市莲湖区西电集团医联体探索时间较早，包括一家牵头医院即西电集团医院和9家社区卫生服务中心，西电集团医院与桃园、土门社区卫生服务中心形成了紧密联合的托管模式。西电集团医联体发展始于2009年，其发展历程可大致分为两个阶段：第一阶段是自发形成阶段，与桃园社区卫生服务中心形成医联体；第二阶段为行政干预阶段，在区级政府牵头下，与土门、环城西路社区卫生服务中心建立了合作关系，在市级医联体政策指导下又分别纳入其余6家社区卫生服务中心。

西安市莲湖区西电集团医联体具体发展历程如图3-1所示。

西安市莲湖区社区卫生服务中心自被全面托管以来，遵循"五不变、三统一"的基本原则，即社区卫生服务中心公益性质不变，功能定位不变，机构设置、单位建制、人员身份不变，财政收支机制不变，政府监管方式不变，人员、财务、业务由西电集团医院统一管理，形成了基层医疗卫生机构全面被托管的"紧密型医疗联合

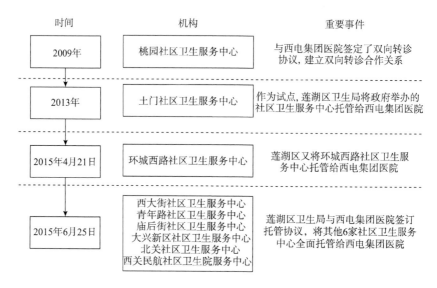

图 3 - 1   西安市莲湖区西电集团医联体发展历程

体"，使基层医疗卫生机构实现了"三个提升、三个增强"，即门诊量、服务水平、管理能力得到了提升，医疗质量、公共卫生、家庭签约得到了增强，如图 3 - 2 所示。

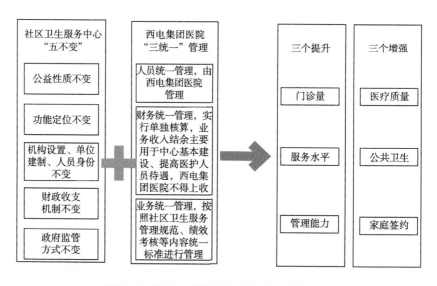

图 3 - 2   西安市莲湖区西电集团医联体情况

3.2　数据来源

本研究以西安市莲湖区西电集团医联体为案例研究，对医联体政策效果进行系统评估。研究所涉及的定性和定量资料主要来源于机构资料收集和现场调查。

3.2.1　资料收集

1. 卫生管理部门相关资料

一方面，收集西安市卫生计生部门关于推进医联体建设的相关政策、工作运行报告、统计数据；另一方面，对西安市卫生计生部门主要负责人进行访谈，详细了解西安市医联体自成立以来的分级诊疗和转诊运行情况，对医疗机构的影响，政策实施过程中取得的成效和存在的问题，改进措施及未来发展趋势。

2. 医疗机构相关资料

以西电集团医联体为例，进行典型案例研究。一是收集医联体中三级医疗机构和社区卫生服务中心 2013—2016 年工作总结及报告，医联体成立以来患者转诊情况统计及工作总结，2013—2016 年转诊患者记录单和住院患者病案首页。

二是收集牵头医院即西电集团医院基本情况调查表，8 家社区卫生服务中心机构数据调查表。收集医疗机构的床位设置、卫生人力、服务人次、经济运行及转诊情况等具体信息。

三是对牵头医院主要负责人进行访谈，了解牵头医院在医联体中发挥的作用、取得的成效与存在的不足；对 4 个社区卫生服务中心负责人进行访谈，了解基层医疗卫生机构的服务能力对于居民需求满足情况，基层医疗卫生机构在医联体中的功能定位与作用发挥情况，在提升医疗卫生服务能力方面采取的主要措施，机构运行发展存在的问题及未来改进措施。

3.2.2 现场调查

1. 医务人员调查

针对医务人员进行问卷调查，按照分层随机抽样的原则，在牵头医院随机抽取医务人员 100 人，其中医生 50 人，护士 50 人；在 4 家社区卫生服务中心各抽取医务人员 30 人，其中医生 15 人，护士 15 人。采取医务人员自填的形式，计划获得 220 份医务人员调查问卷，了解公立医院和社区卫生服务中心医务人员的基本信息、工作情况、工作感受、培训需求及医联体成立以来的工作变化情况。实际共收取医务人员问卷 227 份，其中牵头医院医生问卷 50 份，护士问卷 58 份；基层医疗机构人员问卷 58 份，护士问卷 61 份。

2. 患者调查

针对门诊和住院患者调查，计划在牵头医院抽取门诊患者 150 人，住院患者 150 人；在 4 家社区卫生服务中心各抽取门诊患者 40 人，住院患者 30 人。问卷主要了解患者对医疗机构类型选择需求情况及满意度水平，具体包括：患者对医疗机构的选择倾向、对医务人员的需求情况、就诊距离需求及连续服务需求情况；在门诊患者满意度评价维度，对就诊环境、诊疗资源配置和流程效率、就医体验、诊疗行为和人文关怀、医患关系进行调查；在住院患者满意度评价维度，对流程管理、住院环境、护理服务、诊疗行为、医患关系进行调查。患者调查采取调研员与患者一对一调查的形式，由调研员读出问题，患者进行回答，以控制调查质量。实际共获得患者调查问卷 572 份，其中牵头医院门诊患者问卷 150 份，住院患者问卷 151 份；基层医疗机构门诊患者问卷 174 份，住院患者问卷 97 份。

西安市医联体政策综合评估调查技术路线如图 3 - 3 所示。

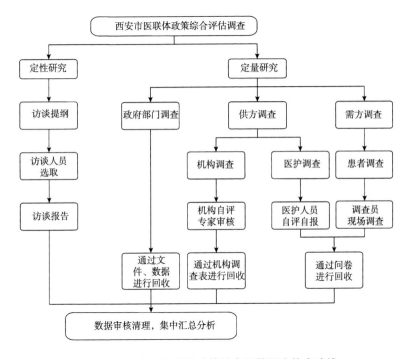

图 3 - 3　西安市医联体政策综合评估调查技术路线

3.3　概念模型操作化

本研究根据史密斯政策执行模型，结合 WHO 卫生系统框架、利益相关者理论和 Andersen 患者行为模型等相关理论，构建各模块的内部互动关系，形成医联体政策效果评估概念模型。医联体制度是一项复杂的系统工程，全面评估实施效果难度较大，且现有研究和实践层面未形成标准。本研究借鉴 WHO 卫生系统绩效评估框架（WHO Framework）、OECD 国家评估框架（OECD Proposed Framework）、英国卫生系统绩效评价框架关键指标等国际通用指标，结合中国现实实际，结合医联体相关政策目标和内容，围绕医联体提升基层服务能力和构建分级诊疗机制的最终目标，在充分考虑指标目标性、可获得性和可操作性的基础上，确定具体评估内容和定性定量指标，根据指标内容确定相应的评估方法。

在运行机制层面，政策质量是影响政策执行的重要因素，主要对政策文件以及医联体规章制度进行分析。史密斯模型中对于理想化政策评估标准较为抽象，该模型认为理想化政策应该具备合法、合理与可行的特点。结合医疗卫生体系特点和医联体政策目标特点，本研究将医联体政策运行机制评估标准界定为完整性和可操作性。政策完整性是指政策界定清晰程度，政策目标清晰、功能定位明确，详细规定了各主体权责利关系，对于可能出现的利益关系进行预先界定；可操作性是指为实现政策目标采取的各项措施，充分考虑环境等相关影响因素，在实际操作中具体可行，效果便于监督考核。运用规范化定性分析，对医联体政策运行机制进行评估。

在执行主体层面，具体包括执行机构和执行主体。在机构方面，为患者提供医疗服务是医疗机构的首要职能，维持自身经济发展是医疗机构的必要条件，因此首先比较分析医联体政策实施前后对于各医疗机构服务人次和经济运行的影响；根据医联体政策，共享资源包括人力、基础设施等，以是否提升基层医疗机构服务能力作为最终目的和评估标准；在服务提供方面，基层首诊和双向转诊是医联体政策重要目标之一，也是衡量医联体政策效果的重要指标。运用以上指标，从机构层面分析医联体内各机构对于政策执行情况及其对政策效果的影响作用机制。在医务人员层面，主要通过衡量工作压力、工作满意度、对医联体政策认识、工作期望改善及离职意愿等，反映医务人员执行医联体政策的主动性、可行性和认同性。

在目标受众层面，目标受众是政策效果的最终呈现主体，表现为患者对于政策的认知、意愿及具体就医行为。结合医联体政策目标，构建分级诊疗就医秩序，可划分为患者对于医联体政策认识，在社区首诊和双向转诊意愿、行为。医联体政策执行综合评估指标体系见表 3-1。

表 3-1　医联体政策执行综合评估指标体系

一级指标	二级指标		三级指标	指标解释	指标类型	评估方法
运行机制	政策文本	组织管理机制	功能定位	医联体内组织管理机构设置、功能定位和权责利分配	定性指标	根据政策文本、医联体工规章制度以及管理人员访谈内容，分析运行机制完整性和可操作性，分析政策质量对于政策执行的影响
			医联体理事会			
		资源共享机制	人力	资源共享形式、内容及要求		
			技术			
			基础设施			
		服务提供机制	社区首诊	为形成分级诊疗所设立服务机制		
			双向转诊			
		保障机制	财政	配合医联体政策出台相关的保障措施		
			医保			
			医药			
			信息技术			

续表

一级指标	二级指标		三级指标	指标解释	指标类型	评估方法
执行主体	机构层面	机构运行	经济运行	经济收入、经济支出、结余情况	定量指标，描述性统计分析	比较医联体政策实施前后对于各医疗机构的运行影响
			服务人次	门诊服务人次、住院服务人次		
		资源共享	卫生人力	结合资源共享机制分析共享形式和执行情况	定性指标与定量指标	根据工作报告、访谈资料分析资源共享执行落实情况
			设备和技术			
		服务提供	家庭医生签约率	为落实基层首诊实行家庭医生签约制	定量指标	分析签约率和转诊率，直接反映医联体分级诊疗效果
			双向转诊	双向转诊人次及占比		
	医护人员		工作压力	反映工作及政策执行积极性	医护人员调查问卷，定量指标	运用卡方检验和t检验比较分析不同机构医护人员的工作和对政策的认识
			工作满意度			
			对医联体政策主观感受	医联体带来的变化效果		
			离职意愿			
目标受众	患者层面		政策感知	目标受众对政策理解影响政策效果	医护人员调查问卷数据，定量指标	运用描述性分析、回归分析患者就医选择行为及影响因素
			基层首诊情况	意愿、行为及相关影响因素		
			双向转诊情况			

3.4　研究方法

3.4.1　定性研究

1. 专家咨询法

首先运用专家咨询法，对本研究所设计的医联体政策执行效果评估框架及指标体系进行论证，综合评价其科学性、合理性和可行性，并对框架进行修正；其次针对本研究评估结果进行分析，并就医联体政策实施过程中存在的问题、主要原因及其改进策略与政策实践部门专家进行沟通交流，改进政策优化策略。

2. 比较分析法

在执行主体执行效果评估过程中，综合运用比较分析法，对医联体内部不同医疗机构以及不同机构医护人员的影响效果进行比较分析，分析政策实施过程中对于不同利益相关者的影响及存在的差异，以期深入剖析不同机构及个人层面的互动关系，通过对比分析得出政策效果与政策目标存在偏差的原因。

3. 卫生系统诊断树

卫生系统诊断树方法主要用于寻找和分析卫生经济政策领域存在的问题，并从问题入手，分析造成该问题的不同原因，并从众多原因中再进一步找出"原因的原因"，直到找到关键的原因。而寻找到影响问题的可控因素，能够为政策改进提供依据。运用该方法，本研究从医联体实施过程中存在的问题入手分析医联体政策执行效果，寻找产生该问题的原因和深层次原因，然后通过后追溯、连续描绘因果联系，进行由"果"到"因"的分析。

3.4.2 定量研究

1. 描述性统计分析方法

描述性统计分析方法（Descriptive Statistics Analysis），对医联体相关统计数据、调查问卷数据等进行描述性分析，数据类型包括分类变量、定序变量和连续变量等，描述方法包括交叉表分析、均值、标准差、中位数、率、比、卡方检验、方差分析等。

2. Logistic 回归模型

Logistic 回归模型是一种广义线性模型，用以解释因变量与自变量之间的变动关系，不同于线性模型，它的因变量为二项或多项分类变量。

下面以二分类因变量为例，介绍 Logistic 模型，因变量（Y）为

$$Y = \begin{cases} 1 \text{（出现某一结果）} \\ 0 \text{（不出现某一结果）} \end{cases}$$

事件发生概率 $P(y_i = 1 \mid x_i)$ 与 x_i 之间为非线性关系，在某些情况下，在 $Y=0$ 或者 $Y=1$ 的附近，Y 对于 X 的变化并不敏感，也就是说在这附近，X 需要变化很大的值才能引起 Y 微弱的变化，简单的线性关系不能反映这种特征。于是引入 Logit 变换：

$$\frac{\partial \theta(P)}{\partial P} = \frac{1}{P} + \frac{1}{1-P} \tag{3-1}$$

则

$$\theta(P) = \ln\left(\frac{P}{1-P}\right) = y_i^* \qquad (3-2)$$

经 Logit 变换后，Y 的取值由负无穷到正无穷之间，收敛至 $[0,1]$ 之间，用 y_i^* 表示实际观察到的因变量，假设因变量 y_i^* 和自变量 x_i 之间存在一种线性关系，即

$$y_i^* = \alpha + \beta x_i + \varepsilon_i \qquad (3-3)$$

一般情况下，误差项 ε_i 服从 Logistic 分布或标准正态分布，由于 Logistic 分布和标准正态分布都是对称的，因而得到

$$P(y_i = 1 \mid x_i) = P[\varepsilon_i \leqslant (\alpha + \beta x_i)] = F(\alpha + \beta x_i) \qquad (3-4)$$

式中，F 为累积分布函数。当 ε_i 为 Logistic 分布时，则

$$P(y_i = 1 \mid x_i) = P[\varepsilon_i \leqslant (\alpha + \beta x_i)] = \frac{1}{1 + e^{-(\alpha + \beta x_i)}} \qquad (3-5)$$

将出现条件概率标注为 $P(y_i = 1 \mid x_i) = p_i$，可以得到如下 Logistic 回归模型：

$$p_i = \frac{1}{1 + e^{-(\alpha + \beta x_i)}} \qquad (3-6)$$

p_i 是 x_i 的非线性函数，可以转换为线性函数，不出现某一结果的条件概率为 $1 - p_i$，即

$$1 - p_i = 1 - \left(\frac{e^{\alpha + \beta x_i}}{1 + e^{\alpha + \beta x_i}}\right) = \frac{1}{1 + e^{\alpha + \beta x_i}} \qquad (3-7)$$

则出现某一结果与不出现某一结果的概率之比为

$$\frac{p_i}{1 - p_i} = e^{\alpha + \beta x_i} \qquad (3-8)$$

以上称为事件的发生比（The odds of the experiencing an event），简称 odds ratio，取对数可得

$$\ln\left(\frac{p_i}{1 - p_i}\right) = \alpha + \beta x_i \qquad (3-9)$$

Logistic 回归模型多元自变量形式可表示为

$$\ln\left(\frac{p_i}{1-p_i}\right) = \alpha + \sum_{k-1}^{k} \beta_k x_{ki} \qquad (3-10)$$

其中，$p_i = P(y_i = 1 \mid x_{1i}, x_{2i}, \cdots, x_{ki})$ 为在给定自变量 x_{1i}，x_{2i}，$\cdots$，x_{ki} 的值时出现某一结果的概率。

判断 Logistic 回归模型的统计量主要有 Wald 统计量、$-2\log$ Likelihood（$-2LL$）、Cox 和 Snell 的 chi2、Nagelkerke 的卡方检验等。一般而言，模型 P 值越小，模型显著性越高。

本书运用 Logistic 回归分析研究患者首诊意愿及行为、转诊意愿及行为的影响因素。

3.5　分析工具

本书利用 Excel 2013 对医联体机构调查数据进行筛选和逻辑校验，生成统计图形。

利用 SPSS 22.0 对医护人员和患者进行问卷录入、数据清洗，并对数据进行描述性统计分析，例如均值、中位数、方差，以及方差分析、卡方检验等。

利用 STATA 14.0，对患者就医意愿与就医行为进行多元 Logistic 回归模型分析。

第4章

基于医联体运行机制和执行主体政策效果评估研究

本章以西电集团医联体为例，首先介绍医联体运行机制，其次从政策执行主体层面，将医联体政策执行主体划分为机构层面和医务人员层面。在机构层面，分析医联体政策实施后对牵头医院和基层医疗机构医疗服务和经济运行的影响，以及机构间双向转诊互动情况；在医务人员层面，分析医联体政策实施后对于医务人员工作情况的影响，和医务人员对政策主观的感受。综合以上分析，系统评估医联体政策执行主体的行动和相关影响。

4.1 医联体运行机制评估

本研究根据医联体政策评估概念模型，结合医疗卫生体系特点和医联体政策特点，以政策科学性、完整性和可行性作为衡量标准，对医联体政策运行机制进行评估。

4.1.1 组织管理机制

1. 功能定位

对医联体内各机构进行功能定位是组织管理机制设置的重要基础。西安市医联体政策对医联体内牵头医院、成员单位及卫生管理部门进行功能定位和责任分工，西电集团医联体采取各医疗机构"功能定位不变"的原则，根据2015年分级诊疗相关文件对各级各类医疗机构诊疗服务进行功能定位。牵头医院负责医联体日常事务和管理运行，承担基层业务管理指导、技术帮扶、质量控制、人员培训等任务；基层医疗机构负责常见病、多发病的医疗服务和慢性病管理，开展常规诊疗、康复和护理等服务；各级卫生管理部门负责提供各项政策支持。

医联体政策各级医疗机构从服务功能与医联体内事务功能两方面进行定位，确定各方角色，但是从政策完整性角度来看，虽然政策为功能定位提供了框架，但是缺乏具体的配套措施，无法对各诊疗机构的诊疗范围进行更为详细的指导。由于功能定位界限不清晰、标准不明确，可能导致后续监督管理和考核评价工作缺乏依据和标准，影响不同级别医疗机构分级分类服务提供格局的形成，影响政策效果。

2. 医联体理事会

医联体政策规定，医联体组织管理采取理事会治理结构，由牵头医院牵头建设，包括二级医院与基层医疗卫生机构（社区卫生服务中心、乡镇卫生院），医联体内各医疗机构均为独立法人单位，理事会作为联合体的最高决策机构，委托牵头医院，对医联体内各医疗机构的医疗质量、服务水平、运行效率、人员绩效等进行考评。同时，在激励机制方面，政策要求医联体理事会要制定相应的激励政策，根据牵头医院的考核结果，做好绩效考核与管理工作，合理分配取得的效益。

西电集团医联体理事会成员包括区卫计局人员、西电集团医院管理人员和社区卫生服务中心主任，由西电集团医院院长任理事长，三方共同协商医疗联合体总体发展规划、资源配置及机构运行、新业务开展、绩效考核等决策。

理事会下设医疗联合体办公室和综合管理办公室，负责医联体日常管理；同时根据工作需要，医联体内成立了管理组、医疗组、后勤保障组等 11 个工作组，由牵头医院负责，以例会、考评、半年医疗质量安全督导检查和年终述职等形式，对社区卫生服务中心进行全面管理。医院设立派驻主任负责管理监督基层医疗机构的日常工作，参与重大事项决策，例如，人才引进、设备购买、新技术和新业务开展等，医联体专门对派驻主任设置岗位任务以及考核机制。派驻主任的设立保证了医联体运行的日常决策与监督工作的顺利进行，密切牵头医院与基层医疗机构的沟通联系，促进医联体政策在各级机构间的落实。西电集团医联体组织管理框架如图 4-1 所示。

西电集团医联体理事会管理机制，解决了各级医疗机构统筹协调和分工合作，为医联体运行提供了组织保障。

与其他医联体比较发现，西电集团医联体在组织管理机制设置方面具有两大优势：一是明确规定基层卫生管理部门职责，并将其纳入理事会组织，提高了医联体内各机构间的沟通协调效率，有利于均衡各方利益，对各医疗机构行为有一定约束性；二是由牵头医院设置派驻主任负责基层医疗机构管理决策和监督考核，有利于医

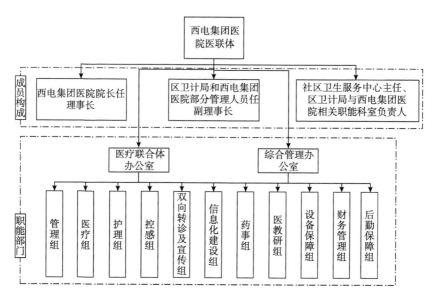

图 4-1 西电集团医联体组织管理框架

联体政策的上通下达与具体落实。但其缺陷在于：一是医联体成员设置以卫生管理部门决策为主，部分机构的合作并非出于自愿，而是以行政手段约束各机构的行为，缺乏利益共享激励机制，可能导致政策执行主体积极性不高；二是基层医疗机构可能出现多头管理，既受到卫生管理部门的管理，又受到医联体理事会的管理，其中牵头医院作为政府代理人负责基层机构的考核，但医联体对于基层有无实际控制权，取决于财政补偿机制，若医联体考核结果对于基层机构财政补偿并无影响，很可能形成医联体形同虚设、基层不认可的局面。

4.1.2 资源共享机制

1. 人员流动

资源共享机制是指医联体内由牵头医院作为主动者，引导优质卫生人员、技术、设备等资源下沉至基层医疗卫生机构，是迅速提升基层医疗卫生服务能力的重要手段。而优质卫生人员的下沉是资源共享最为重要的部分。医联体政策规定，推进医联体内人员合理流动，各牵头医院要建立全科医学科，组建管理团队和医疗团队。人员流动包括向下流动和向上流动，向下流动包括上级医院医务人员到基层提供专家门诊等形式的医疗服务，对基层人员进行指导、培训和带教，提升基层医务人员的技术水平，同时政策规定医疗机构医师可在医联体内开展多点执业，上级医院的专业技术人员职称评定前，须到基层医疗卫生机构服务至少 6 个月；向上流动是指基层卫生人员到上级医院免费进修学习统一的诊疗和操作规范，有利于医联体内医疗质量向同质化发展。

现阶段基层医疗卫生能力不足主要在于基层优质卫生人力的缺乏，而引导上级医院优质人才到基层服务的目的在于短期内解决这一问题。但是现阶段上级医院向基层的人员流动面临三个方面的困境：一是现阶段大型公立医院医护人员工作强度和压力较大，机构或科室以及医护人员是否有到基层服务的积极性和意愿有待商榷；二是上级医疗机构人员到基层服务的时间，在缺乏监督与考核机制的情况下，医务人员在基层是否能提供有效的服务；三是基层医疗服务需求以老年病、慢性病、多发病为主，对于全科医生需求更为迫切，而上级医院专科医生，尤其是外科专家在基层就诊可能面临与基层需求不匹配的问题，造成优质资源的浪费。

2. 技术共享

医联体政策要求牵头医院定期安排医联体内的基层医务人员到上级医院进行免费进修学习，对基层医疗机构进行技术帮扶。西电集团医院建立了重点科室对口扶持、医联体内医师多点执业、业务指导，派出专家常年在社区卫生服务中心轮流坐诊、查房，推广新技术和新项目的临床应用；对以前未在社区卫生服务中心开展过的诊疗项目，如腰穿、心脏彩超、胃肠造影等新技术、新业务，目前已在桃园社区卫生服务中心开展。

牵头医院对基层医疗机构进行技术帮扶，可以在短期内迅速提升医疗服务质量，且有利于各级医疗机构统一医疗服务规范和质量标准，有利于双向转诊实施后患者医疗服务的连续性。但是，在进修与培训实施过程中，不仅应重视数量和形式，还应注重内容与效果。一方面，将进修与培训作为工作任务进行硬性摊派，让人力资源本就短缺的基层医疗机构派出人员轮番培训，可能造成反感情绪，影响进修与培训效果；另一方面，在现有考核数量的导向下，可能导致培训形式大于内容，培训内容应满足基层临床应用的需求。

3. 基础设施

医联体政策规定，牵头医院的高精尖检查设备应作为社区卫生服务中心社区医疗资源的补充和延伸。西电集团医院对于基层医疗服务机构基础设施的扶助主要有三种方式：一是提供赞助，包括为基层医疗机构出资购置检查检验先进仪器设备，其中西电集团医院为桃园社区卫生服务中心配置了全自动生化仪、数字化 DR 和彩超等先进设备，增设了甲状腺功能、微量元素、肿瘤病理检测等医疗服务项目，扩大了基层检查服务内容；二是提供技术指导，辅助建设基层标准化病床，协助基层医疗机构制度发展方案的制定，并向卫生管理部门申请购置仪器设备，但该方式的审批流程较为复杂，且限制较多，耗费时间较长；三是共享上级医院生化检验等仪器设备，患者可在基层就诊采集检验样本，牵头医院定期收集样本进行检验，并反馈检查结果，该方式减少了患者到牵头医院就诊的等待时间，但检查收费标准按照牵头医院的标准收取。此外由于缺乏统一的信息系统，检验结果反馈的及时性较差。

4.1.3 服务提供机制

1. 家庭医生

医联体政策提出完善家庭医生签约工作，配合家庭医生签约制度，推行牵头医院全科医师团队到社区服务工作。

西电集团医院采取"1 + 3"服务模式（"1"是指一个专家团队，"3"是指一名全科医师、一名公卫医师、一名全科护士），积极推进家庭医生签约服务和慢性病管理，成立了 52 个责任医师团队，每个责任医师团队编入 1 名牵头医院医师，指导各中心医师团队开展签约服务，协调患者转诊。对于常见问题，由电话服务指导解决；慢性病患者可准时预约专家门诊；特殊患者，由家庭医生预约相关专家下社区进行诊治；急诊患者由全科医学科提供 24 小时保障服务，免挂号费。家庭医生是实现分级诊疗的重要手段，但家庭医生能够充当患者基层就诊的"守门人"角色的必要前提是提供有效优质的服务，与居民建立信任合作关系，为其提供连续性预防、治疗、康复全周期服务，但受制于基层全科医生的缺乏，家庭医生签约后的有效服务供给是基层医疗服务提供的一大困境。

2. 双向转诊

医联体政策要求，在双向转诊机制方面，探索开展预约诊疗、检验检查结果互认等服务手段创新；完善双向转诊制度，建立绿色通道；对接医疗信息，实现医联体内各医院与基层医疗卫生机构的医疗服务信息互通。

西电集团医联体成立双向转诊办公室，制定了医疗联合体内转诊规范和流程，负责对接医院与社区病人的双向转诊，在医院内部开通双向转诊绿色通道，确保医联体内病人有序优质流动。为保障双向转诊规范的有效运行，建立了上转患者有专门部门管理协调、优先检查、优先住院制度和下转患者信息报告制度。医院门诊设内、外科大门诊，负责对接上转患者的诊疗及分流。

双向转诊机制的建立与完善的关键点有三：一是科学、高效、规范、衔接的转诊规章制度，对各方权责利关系进行明晰，确保转诊过程中涉及的各个环节高效衔接，为患者提供更为便利的转诊服务，是双向转诊实现的基础；二是各级医疗机构信息共享，医疗服务质量标准统一，检查诊断结果互认，是双向转诊实现的保障；三是患者对于双向转诊机制的知晓、态度和相关行为，需要多方宣传引导，是双向转诊落实的结果。

4.1.4 保障机制

1. 财政补偿机制

基层医疗机构财政管理模式为全额预算拨款（严格收支两条线），机构医疗收入与医务人员收入不挂钩，医务人员收入与医疗服务质量、数量不直接相关，医务人员提供服务的积极性不高；牵头医院与托管的基层医疗卫生机构成本收益相关性不大，基层医疗卫生机构通过医联体提高的业务收入，直接划归财政收入，牵头医院扶助投入无回报，影响了牵头医院对医联体建设的积极性。西电集团举办的桃园社区卫生服务中心，在财务和管理上较之其他几个机构较为灵活，相较而言激励机制执行效果较好。

2. 医保政策

医保政策方面，通过调整双向转诊起付线和报销比例政策，对患者采取医保报销奖惩措施。

实际政策中，根据分级诊疗实施方案要求，应稳步调整医保政策，促进分级诊疗。对于符合分级诊疗规范要求的上转患者，采取鼓励性政策，上级医疗机构执行两级医疗机构起付线差额部分；对于不按分级诊疗规范要求的患者，采取约束性政策，降低报销比例，拉大在不同等级医疗机构就诊报销比例档次。西安市人社部门为配合推行分级诊疗制度，对城镇职工基本医疗保险和城镇居民基本医疗保险有关政策进行了调整，并从 2016 年 3 月 1 日起开始执行。

但医保约束性政策，仅针对的是统筹区域外的非定点医疗机构，对定点医疗机构约束力度不足。激励政策仅为上转患者补交起付标准差额，下转患者无须再次计算起付线。调研访谈发现，向上转诊患者和直接到牵头医院就诊的患者所享受的医保待遇相同，对转诊患者无激励作用，双向转诊还涉及再次办理出住院手续和医保手续，反而不如直接去牵头医院就医患者的就诊手续简便；加之，医联体内信息未实现互联、共通、共享，转诊患者就诊流程相比非转诊患者较为烦琐。

3. 药品政策

基层用药方面，在基本药物基础上，基层可适度增加药物品种，以满足转诊患者的用药需求。

基层医疗卫生机构实施国家基本药物制度，实行零差率销售；实施药品"三统一"，保障基层药品供应。调查显示，61.8% 的基层医生认为现有药品不能满足治疗需求。访谈发现，基层医疗卫生机构针对常见病的药品品种供给不足，给患者尤其是老年慢性病患者带来极大不便，下转康复患者需要的一些抗生素、止疼药等药物，社区卫生服务中心均未获得配送。基层缺少必备药品，影响患者不选择社区首诊和向下转诊。

4. 信息技术

统筹规划建立区域医疗卫生信息共享平台，共享双向转诊和远程医疗服务信息系统。

信息共享系统应统筹合理安排专家预约诊疗、检查检验、双向转诊等，引导患者分流，为群众提供更加精准、便捷、贴心的预约诊疗服务，转诊患者的信息共享，保障患者治疗的连续性，方便转诊流程，有利于双向转诊的有序高效管理。但在实际操作中，一方面，各医疗机构信息化程度不一，由于医联体各医疗机构信息系统供应商不统一、接口不对应、编码不统一等问题，医联体内建立统一信息化平台、实现信息共享面临技术困难；另一方面，由于部分基层医疗机构服务能力不足，患者服务人数不多，即使搭建信息平台，其就诊患者数量不多，投入产出比较低，不符合成本－收益经济学规律，因此面临经济困境。

5. 运行机制对政策效果影响分析

综上所述，为实现提升基层医疗机构服务能力，形成分级诊疗就医格局的政策目标，医联体运行机制设置涵盖管理组织机制、资源共享机制、服务提供机制和保障机制等多方面。其中在组织管理机制方面，进行功能定位，形成理事会管理为主，由牵头医院主动开展人员、技术、设备等资源共享，引导优质资源下沉，提升基层医疗机构的服务能力；通过家庭医生签约和双向转诊机制改变现有医疗服务供给机制，实现分级诊疗；从财政政策、医保政策、医药政策、信息技术等方面保障以上机制的顺利运行，形成医联体基本运行机制框架。其中组织管理机制和资源共享机制的主要目的在于提升基层医疗服务能力，直接作用于机构层面，对于牵头医院和基层医疗服务机构的运行情况、资源共享和转诊情况形成影响；服务提供机制中家庭医生双向转诊等措施的主要目的是构建分级诊疗就医格局，主要作用于患者层面。医联体政策目标与运行机制如图 4-2 所示。

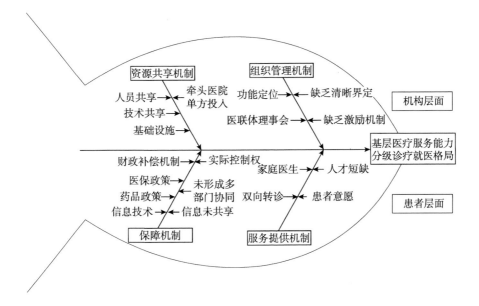

图 4-2　医联体政策目标与运行机制图

但是，从政策科学性、完整性和可行性等角度对政策进行衡量发现，医联体运行机制设置方面仍存在一些问题，可能影响政策运行和最终效果的实现。

第一，从政策保障机制来看，医联体建设不是卫生行政部门单独可以完成的工作，需要财政、医保、医药相关部门的协同发展，以卫生部门为主导的医联体政策的实施，面临着多部门利益协调问题，协同治理局面尚未形成；医联体建设的财政补偿机制尚未形成，单靠牵头医院的义务扶助，不利于医联体制度的可持续发展；医保政策支持力度不足，引导患者流向的报销激励政策效果不明显，未起到引导患者在基层医疗卫生机构就诊的作用；受基本药物制度和药品"三统一"政策限制，现有药品不能满足治疗需求，制约患者选择社区首诊和下转康复。

第二，从医联体组织管理机制来看，理事会的管理机制未解决医院管理归属问题，缺乏利益共享机制，没有利益分配权的考核主体缺乏实质性控制权，因此紧密型医联体从政策设计层面未形成。

第三，在资源共享机制方面，以牵头医院在人员、技术、设备等方面对基层实施帮扶为主，其效果的实现取决于牵头医院的积极性，但是此方法仅能在短期内缓解基层服务能力不足的问题，并未从根本上改善基层优质人力不足的局面，且现有医联体绝大部分为通过行政手段"拉郎配"形式形成的，对牵头医院补偿不足，在政策长期执行过程中可能限制积极性发挥。

第四，在服务提供机制方面，家庭医生签约和双向转诊机制搭建了医疗服务供给的基本框架，以期改善就医格局，但是在基层人才短缺、服务能力不足、患者不信任的情况下，以上两项政策落地缺乏现实基础，家庭医生签约实施过程中容易流于形式，分级诊疗格局的形成需要机制创新以形成多方良性循环。

4.2 机构层面医联体效果评估

根据医联体政策效果评估概念模型，医联体政策对于医联体内医疗机构的效果主要体现在机构运行、资源共享和服务提供三个维度，而根据 4.1 节对于医联体运行机制的分析结果，医联体机构运行机制中通过建立组织管理机制和资源共享机制，对于医联体内牵头医院和基层医疗机构的机构运行、资源共享和服务提供会产生主要影响。

4.2.1　机构运行

4.2.1.1　牵头医院

1. 服务提供

医联体政策实施后三级医疗机构服务人次上升，服务效率不断提高。2013—2016 年，西电集团医院医疗服务人次快速上涨，门急诊人次数由 2013 年的 347495 人次增长至 2016 年的 385723 人次，年均增幅为 3.66%，尤其 2015 年医联体政策实施后，单年涨幅达 10.35%；出院人次由 2013 年的 21331 人次涨至 2016 年的 26048 人次，年均增幅为 7.37%，其中 2015 年医联体政策实施后，单年涨幅达 9.93%。医疗服务效率显著提高：平均住院日由 2013 年的约 10.40 天降至 2016 年的约 9.34 天，低于同期全国牵头医院平均住院日 10.0 天；床位利用率由 2013 年的约 105.64% 增长至 2016 年的约 110.21%，见表 4 – 1。

表 4 – 1　2013—2016 年西电集团医院服务人次和服务效率

项目	2013 年	2014 年	2015 年	2016 年
门急诊人次	347495	369737	349521	385723

续表

项目	2013 年	2014 年	2015 年	2016 年
出院人次	21331	23649	23695	26048
平均住院日（天）	10.40	9.55	9.65	9.34
床位利用率（%）	105.64	102.63	103.85	110.21

医联体政策预期效果包括提高牵头医院医疗服务效率，通过康复患者下转康复等形式降低平均住院日，缓解牵头医院床位紧张、就医困难等现象。通过数据分析发现，医联体政策实施后牵头医院服务人次不降反增，床位利用率明显提高，平均住院日有所下降，服务效率有所提升。由此可见，医联体政策实施对于牵头医院预期效果并未完全实现。一方面，从过程来看，短期内通过康复患者向下转诊降低了牵头医院平均住院日，但患者涌向牵头医院的趋势并没有改变，因此提高了床位利用率，减少了牵头医院住院患者平均等候时间；另一方面，从结果来看，医联体政策执行后，对于基层医疗机构服务的能力提升、患者就医行为和态度的转变需要一定时间才能显现效果，因此短期内表现为三级医疗机构效率提升，服务人次增加。

2. 经济运行

医联体政策实施后三级医疗机构总收支增长，收支结余同时也增加。2013—2016 年，西电集团医院医疗总收入由 28077 万元快速增至 39181 万元，年均增幅为 13.18%，其中医联体政策实施后单年增幅 9.35%，较前两年增速有所降低；医院总支出由 2013 年的 26998 万元增长至 2016 年的 37457 万元，年均增幅为 12.91%，其中医联体政策实施后单年增幅 9.47%，较前两年增速有所降低。收支结余由 2013 年的 1079 万元增长至 2016 年的 1724 万元，年均增幅 19.93%，其中医联体实施后单年增幅 6.82%，较前两年增速有所回落。2013—2016 年西电集团医院收支情况见表 4 - 2。

表 4 - 2　2013—2016 年西电集团医院收支情况

单位：万元

项目	2013 年	2014 年	2015 年	2016 年
总收入	28077	31859	35832	39181
药品收入	11736	13201	14565	15523
门诊药品收入	4912	5410	5242	5350
住院药品收入	6824	7791	9323	10172
医疗收入	15880	18430	20425	23254
其他收入	461	228	842	405
总支出	26998	30887	34218	37457
医疗支出	12381	14012	16684	18588
药品支出	11068	11419	12705	13526
收支结余	1079	972	1614	1724

　　从收入结构来看，2013—2016 年西电集团医院门急诊收入和住院收入逐年增长。其中，2013—2016 年西电集团医院门急诊收入分别为 10832 万元、12386 万元、12577 万元和 13747 万元，分别占医院总收入的 38.58%、38.88%、35.10% 和 35.09%，其中 2014—2016 年门急诊收入占医院总收入比例有所降低。在门急诊收入结构中，药品收入占门急诊总收入比重最大，但 2013—2016 年药品收入占比逐年下降，由 2013 年的 45.35% 下降至 2016 年的 38.92%，下降 6.43 个百分点；治疗收入占比逐年上升，由 2013 年的 6.43% 上升至 2016 年的 9.96%，上升 3.53 个百分点；其他收入占比逐年上升，由 2013 年的 19.45% 上升至 2016 年的 27.69%，上升 8.24 个百分点；检查收入占比波动性下降，2013—2016 年占比分别为 26.08%、20.80%、23.27% 和 21.66%；手术收入占比持续下降，2013—2016 年手术收入占比分别为 2.70%、2.31%、2.00% 和

1.78%。总体而言，2015年医联体成立后，西电集团医院门诊收入占比略有下降，药品收入、检查收入和手术收入占比持续下降，其他收入占比上升，如图4-3所示。

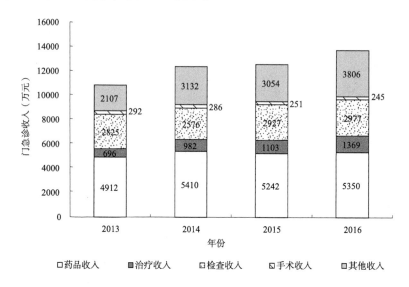

图4-3 2013—2016年西电集团医院门急诊收入构成

2013—2016年西电集团医院住院收入逐年增长，分别为16783万元、19245万元、22413万元和25030万元，分别占医院总收入的59.77%、60.41%、62.55%和63.88%，住院收入占医院总收入比例逐年上升。在住院收入结构中，药品收入占住院总收入比重最大，2013—2016年药品收入占比分别为40.66%、40.48%、41.60%和40.64%；治疗收入占比逐年上升，由2013年的8.63%上升至2016年的9.15%，上升0.52个百分点；检查收入占比波动性增长，2013—2016年占比分别为11.35%、11.76%、12.76%和12.60%；手术收入占比波动性下降，2013—2016年占比分别为6.66%、6.22%、5.01%和5.51%，2013—2015年占比逐年下降，2016年有所回升；其他收入占比有所波动，2013—2016年占比分别为

32.69%、32.84%、31.87% 和 32.11%。总体而言，2015 年医联体成立后，西电集团医院住院收入占比略有上升，药品收入、检查收入占比逐渐下降，治疗收入、手术收入和其他收入占比略有上升，如图 4 - 4 所示。

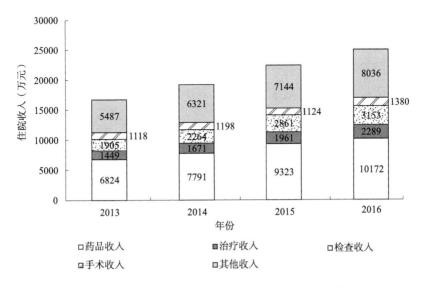

图 4 - 4　2013—2016 年西电集团医院住院收入构成

经过数据分析发现，医联体政策实施后，牵头医院经济运行总体仍呈现增长趋势，但较前几年发展速度有所放缓。但是医联体政策实施对于牵头医院的发展可能存在一定程度上的利益损害，尤其是将患者引向基层的导向可能会减少牵头医院的经济收入，牵头医院执行政策可能会导致自身经济利益的损害，在缺乏有效的激励约束机制情况下，可能会大大挫伤牵头医院对医联体政策执行的积极性，削弱政策执行效果，甚至可能出现牵头医院为补偿经济损失扭曲政策执行行为，例如进一步吸引上转患者，不重视向下转诊，扩大对基层患者的虹吸等。

4.2.1.2 基层医疗机构

1. 服务提供

（1）门急诊服务人次

医联体政策实施后基层医疗机构服务人次上升。门急诊人次数由 2013 年的 22.41 万人次增长至 2016 年的 29.01 万人次，年均增幅 9.82%，其中医联体政策实施后单年增幅为 11.89%，高于政策实施前的增速。

医联体政策预期效果包括引导患者去基层就诊，医联体政策实施后基层就诊患者数量有所提升。从局域内基层就诊患者占总就诊人次比例来看，患者基层就诊比例由 2013 年的 39.21% 上升至 2016 年 42.93%，从就诊数量和就诊结构两方面均可以看出医联体政策实施后患者基层就诊情况有所改善，但是改善程度较小，说明医联体政策实施效果仍有较大提升空间。从医疗机构来看，不同医疗机构就诊人次各年变化呈现差异，例如北关、庙后街、青年路等社区卫生服务中心就诊人次有所下降，主要原因在于社区卫生服务中心改造或装修升级，对正常医疗服务活动会造成一定影响。而大兴新区、环城西路等社区卫生服务中心服务人次具有跨越式发展，主要是由于基础设施改造后社区服务中心环境显著改善；桃园、西大街社区卫生服务中心就诊人次稳步提升，主要得益于医联体政策实施后技术水平有所提升，在居民中提高了信任度，形成较为良性的循环。2013—2016 年样本基层医疗卫生机构门急诊情况见表 4-3。

表 4 - 3　2013—2016 年样本基层医疗卫生机构门急诊情况

机构名称	门急诊总人次				中医门诊服务人次			
	2013 年	2014 年	2015 年	2016 年	2013 年	2014 年	2015 年	2016 年
北关社区卫生服务中心	26054	25325	18085	17326	6305	5352	3468	3935
大兴新区社区卫生服务中心	—	8937	28072	30590	—	124	167	649
土门社区卫生服务中心	11504	13705	17469	15360	274	261	799	2339
桃园社区卫生服务中心	13743	20336	22765	25176	1576	521	1272	1475
庙后街社区卫生服务中心	58030	39944	35334	42673	11398	9790	8833	10035
青年路社区卫生服务中心	74490	84070	77683	71494	1970	13118	24020	21056
环城西路社区卫生服务中心	6527	6342	7961	21526	—	—	552	2007
西大街社区卫生服务中心	33754	58671	51912	65971	—	—	—	—
总计	224102	257330	259281	290116	21523	29166	40211	41496

（2）住院服务人次

医联体政策实施后，基层医疗机构床位数快速增长，出院人次和住院总床日快速增长。出院总人次由 2015 年的 2931 人次上升至 2016 年的 3367 人次，同比增长 14.88%；住院总床日由 2015 年的 28765 日上升至 2016 年的 34212 日，同比增长 18.94%。2013—2016 年基层医疗卫生机构住院情况见表 4 - 4。

表 4 - 4　2013—2016 年基层医疗卫生机构住院情况

机构名称	出院人次				住院总床日（天）			
	2013 年	2014 年	2015 年	2016 年	2013 年	2014 年	2015 年	2016 年
北关社区卫生服务中心	689	654	656	746	5560	4368	5640	6464
土门社区卫生服务中心	—	—	—	146	—	—	—	2624
桃园社区卫生服务中心	1302	1354	2275	2475	13025	23642	23125	25124
总计	1991	2008	2931	3367	18585	28010	28765	34212

8 家基层医疗卫生机构社区卫生服务中心住院服务效率存在较大差异。北关和土门社区卫生服务中心床位利用率低，仅为 35.42% 和 35.95%，存在资源浪费现象，桃园社区卫生服务中心床位利用率为 86.04%，甚至出现预约床位在一周或一个月以后的现象；土门社区卫生服务中心平均住院日为 17.97 天，而北关和桃园社区卫生服务中心平均住院日为 8.66 天和 10.15 天。2016 年全国社区卫生服务中心平均住院日 9.75 天，显而易见，8 家基层医疗卫生机构的平均住院日均高于全国水平，说明基层医疗卫生服务能力有待提升，可能存在过度医疗现象。

由此可见，医联体建立后社区卫生服务中心床位有所增加，住院服务人次有所增加，但除桃园社区卫生服务中心外，住院服务人次偏低，床位利用效率不高，居民不愿在社区卫生服务中心就医，反映出基层医疗卫生服务能力不强。2016 年西电集团医联体下转住院患者中，仅有 43 例康复出院。床位不足，服务能力不强成为基层医疗卫生服务发展的直接制约因素。

2. 经济运行

医联体实施后基层医疗机构经济收支有所增长。基层医疗机构平均总收入由 2013 年的 1034.00 万元增长至 2016 年的 1302.46 万元，年均增幅 8.65%，其中医联体政策实施后单年增幅为 2.53%，增速有所下降。平均总支出由 2013 年的 958.69 万元增长至 2016 年的 1246.78 万元，年均增幅为 10.02%，其中医联体政策实施后单年增幅为 -1.59%，平均总支出有所下降，可能原因是医联体政策实施后牵头医院对于基层医疗机构投入的增加主要用于购买设备等，减少了基层医疗机构自身的支出。平均收支结余由 2013 年的 75.31 万元降至 2016 年的 55.58 万元，年均增幅 -8.73%。总体而言，2016 年医联体政策实施后，基层医疗机构总收入有所增长，2016 年样本基层医疗卫生机构平均总收入较 2015 年增长 2.53%，平均总支出较 2015 年下降 1.59%，平均收支结余数量较 2015 年增长 15.14 倍。2013—2016 年基层医疗卫生机构总收入和总支出情况见表 4-5。

表 4-5　2013—2016 年基层医疗卫生机构总收入和总支出情况

机构名称	机构总收入（万元）				机构总支出（万元）			
	2013 年	2014 年	2015 年	2016 年	2013 年	2014 年	2015 年	2016 年
北关社区卫生服务中心	1585.16	1060.25	1329.66	1318.52	1251.85	1060.20	1329.55	1308.58
大兴新区社区卫生服务中心	338.72	665.41	900.72	1008.59	221.82	620.17	847.49	1008.59
土门社区卫生服务中心	825.69	868.70	1203.74	1066.28	824.87	794.13	1055.79	984.55
桃园社区卫生服务中心	1390.6	1674.5	2049.3	2303.4	1240.3	1381	2332.9	2123.6
庙后街社区卫生服务中心	923.17	895.11	1036.17	1003.63	982.62	914.18	955.4	943.65
青年路社区卫生服务中心	935.9	875.99	1038.03	993.81	911.04	885.3	989.12	949.43

续表

机构名称	机构总收入（万元）				机构总支出（万元）			
	2013 年	2014 年	2015 年	2016 年	2013 年	2014 年	2015 年	2016 年
环城西路社区卫生服务中心	756.35	1129.25	1049.87	1115.12	721.84	782.47	890.77	1150.58
西大街社区卫生服务中心	1516.43	1493.84	1555.32	1610.32	1515.21	1573.46	1734.14	1505.24
均值	1034.00	1082.88	1270.35	1302.46	958.69	1001.36	1266.90	1246.78

4.2.2　资源共享

1. 卫生人力

在专家基层服务方面，西电集团医联体分别组建专家团队和医师团队，其中由 150 名中高级职称人员组建的医疗专家团队，负责到基层进行医疗技术指导；由 258 名临床医师组成医师团队，在基层医疗机构进行定期专家坐诊、查房及带教，在牵头医院设置全科诊室，出诊医师负责上转患者接诊、分诊工作及下转患者康复指导工作。

在人员培训方面，医联体政策实施后，基层医疗机构先后有 315 人参加进修，1600 余人参加培训。医联体建成后，对医务人员的培训指导略有成效，调查显示，74.5% 的医生和 63.0% 的护士认为医联体建成后自身医疗水平略有提高，69.1% 的医生和 51.9% 的护士认为医联体建成后机构医疗技术水平有所提高。

西电集团医联体通过设置专家团队和医师团队，实现了人员流动，但是根据基层医疗机构管理人员和临床医护人员的访谈发现，在政策制定过程中存在以下方面的问题：一是专家团队积极性欠佳，牵头医院医生普遍存在工作压力大、工作任务重等问题，在这种情况下利用行政手段强制性地将基层坐诊作为医生的工作任务，且缺乏与之匹配的激励机制，势必会损害专家的积极性，可能会出现牵头医院专家利用基层坐诊虹吸患者现象；二是基层服务供需匹配问题，基层医疗机构就诊患者以慢性病、常见病、老年病为主，专家坐诊和医师团队的建设应以基层需求为导向，否则易造成外科专家到基层不受"欢迎"，造成资源浪费的现象；三是患者信任问题，专家坐诊不固定、不连续，既影响患者就诊的连续性，也不利于形成和谐的医患关系。

从深层次来看，医联体人员流动存在问题的主要原因在于两个实质性问题未从根本上解决：一是全科医生短缺问题，二是基层医疗机构人才吸引留用问题。通过在医联体内组建专家团队和医师团队虽然能在短期内解决基层医疗机构人才短缺、能力不足等问题，但是仅仅停留在"输血"阶段，并未发展至"造血"阶段，基层医疗机构发展依赖于被动扶助，未形成主动谋求更好发展的机制。医联体政策设置针对全科医生的教育培养问题、基层卫生人力的招聘留用问题、改革基层卫生人力的激励机制等问题尚未完全解决。

2. 设备和技术

医联体建设后，在西电集团医院的帮扶下，有 4 家社区卫生服务中心进行了住院床位的设立或扩建，其中桃园社区卫生服务中心的住院床位数从 50 张增至 80 张，北关社区卫生服务中心的床位数为 50 张，土门社区卫生服务中心和环城西路社区卫生服务中心从无床位增至 20 张。其余 4 家社区卫生服务中心尚未设置住院床位，不具备接收下转住院患者的能力。

在检查技术共享方面，西电集团医院每周一、三、五派专车到托管基层医疗机构收集检验标本，对需到医院做检查的患者实行免费接送，该方式下患者在家附近即可完成生化检验等项目。截至2016年年底，8家社区卫生服务中心基层医疗卫生机构共接收医联体成员单位检验标本8124人次，检查费用纳入社区卫生服务收入。

基层医疗卫生机构缺少治疗必备检查设备，是患者不愿意选择社区首诊和向下转诊的重要原因。西电集团医院通过扶助基层医疗卫生机构，合理配置医疗硬件，建立信息共享平台，有利于检查结果的互认，提高了基层医疗卫生机构的检查能力。但由于机构隶属关系、经费限制、服务价格等问题，仪器设备购买和检查项目的开展存在一定的障碍，基层医疗机构依然存在现有医疗设备及专业技术人员不足、部分设备老化陈旧等问题。此外，牵头医院单方面提供援助，囿于基层医疗机构收支两条线的财政补偿模式，缺乏利益共享机制，可能打击牵头医院长期执行政策的积极性。

4.2.3 服务提供

1. 家庭医生

在家庭医生签约方面，截至2016年年底，医联体内开展家庭医生签约服务共计178300人，签约率31%；重点人群家庭医生签约服务共计61026户，签约人数达127388人，重点人群签约率61.3%。

但针对机构管理人员的访谈发现，家庭医生签约存在重签约数量、轻签约服务内容问题的现象，居民认可度不高，对于促进社区首诊、分级诊疗政策目标的实现未发挥应有的作用。一是签约门槛低，医保基金、基本公共卫生服务经费和签约居民付费等费用分担机制未形成，虽然常住居民与医师团队已签署家庭医生服务协议书，但未形成对居民就医和家庭医生提供服务的约束机制；二是虽然家庭医生已签约，但并不一定能保证服务的提供。例如西安莲湖区青年路社区服务中心，有家庭医生服务团队 6 个，在近 6 万人的辖区，重点人群签约率已经达到了 60%，但是一个家庭医生团队负责 1 万余名居民，没有高效的信息化支撑，要为其服务人群提供基本医疗、公共卫生和约定的健康管理服务有一定困难，是否能保证签约后约定服务的提供有待商榷。

2. 双向转诊

（1）转诊人次

2016 年，西电集团医院与各中心双向转诊患者 16990 人次，其中上转 10255 人次，下转 6735 人次；转诊患者中上转住院 224 人次，下转康复 43 人次，仅占西电集团医院当年出院人数的 0.17%。

从双向转诊人次数来看，2013—2016 年样本基层医疗卫生机构双向转诊人次数先降后增，2013—2016 年样本基层医疗卫生机构上转患者分别为 1154 人次、839 人次、1794 人次和 7545 人次，年均增幅分别为 -27.30%、113.83% 和 320.57%；2013—2016 年样本基层医疗卫生机构下转患者分别为 931 人次、389 人次、1338 人次和 6042 人次，年均增幅分别为 -58.22%、243.96% 和 351.57%。从总体来看，医联体成立后，2016 年样本基层医疗卫生机构双向转诊人次快速增长，2016 年总上转人次是 2015 年的 4.21 倍，总下转人次是 2015 的 4.52 倍。2013—2016 年基层医疗卫生机构双向转诊情况见表 4 - 6。

表4-6　2013—2016年基层医疗卫生机构双向转诊情况

机构名称	上转患者人次				接受上级医院下转患者人次			
	2013年	2014年	2015年	2016年	2013年	2014年	2015年	2016年
北关社区卫生服务中心	—	200	180	192	—	—	—	—
大兴新区社区卫生服务中心	—	—	40	383	—	—	16	93
土门社区卫生服务中心	791	261	1058	1869	761	52	752	1421
桃园社区卫生服务中心	242	193	275	4158	142	165	254	4015
庙后街社区卫生服务中心	31	60	37	134	28	172	316	513
青年路社区卫生服务中心	90	125	105	98	—	—	—	—
环城西路社区卫生服务中心	—	—	41	426	—	—	—	—
西大街社区卫生服务中心	—	—	58	285	—	—	—	—
总计	1154	839	1794	7545	931	389	1338	6042

（2）转诊人次占比

从上转患者人次占总诊疗人次比例来看，上转至西电集团医院患者占其总诊疗人次比例为2.49%。从基层医疗卫生机构来看，土门社区卫生服务中心上转患者占总诊疗人次比例最大为8.46%，桃园社区卫生服务中心上转患者占总诊疗人次比例为6.63%，青年路社区卫生服务中心上转患者占总诊疗人次比例为3.60%。此外大兴新区社区卫生服务中心、环城西路社区卫生服务中心、北关社区卫生服务中心、西大街社区卫生服务中心上转患者占总诊疗人次的比例分别为2.05%、2.01%、1.33%和1.01%，庙后街社区卫生服务中心上转患者占总诊疗人次比例最低为 0.31%。上转患者人次占总诊疗人次比例如图 4 - 5 所示。

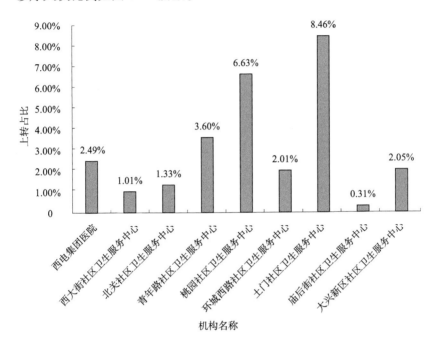

图 4 - 5　上转患者人次占总诊疗人次比例

从下转患者人次占总诊疗人次比例来看，西电集团医院下转患者占其总诊疗人次比例为 1.64%。从基层医疗卫生机构来看，下转至桃园社区卫生服务中心的患者占总诊疗人次比例最大为 6.53%，下转至土门社区卫生服务中心的患者占总诊疗人次比例为 6.24%，下转至庙后街社区卫生服务中心的患者占总诊疗人次比例为 1.20%，此外下转至大兴新区、北关、西大街、环城西路、青年路等社区卫生服务中心的患者占总诊疗人次的比例分别为 0.42%、0.20%、0.09%、0.06% 和 0.02%。总体来看，下转患者占总诊疗人次比例较低，如图 4 - 6 所示。

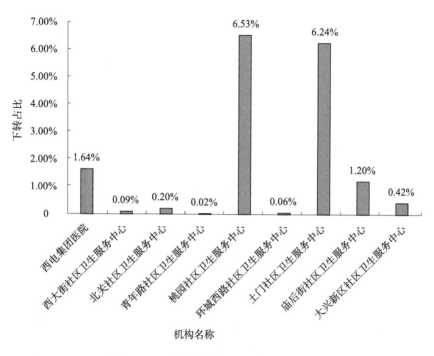

图 4 – 6　下转患者人次占总诊疗人次比例

医联体成立后，向上转诊患者中，化验转诊患者占 90% 以上，转诊方便了患者检查、化验，减少了患者的等待时间，提升了患者检查就诊体验。但从转诊人次占总诊疗人次比例来看，各基层医疗卫生机构上转患者占其总诊疗人次比例仅为 3.18%，上转至西电集团医院患者仅占医院总诊疗人次的 2.49%；各基层医疗卫生机构接收下转患者仅占其总诊疗人次的 1.85%，西电集团医院仅有 1.64% 的患者下转至社区卫生服务中心继续接受治疗。双向转诊制度执行效果不理想，对于缓解"看病难"问题作用不大。

4.2.4　机构层面执行主体对政策效果影响分析

从机构层面对医联体政策效果进行评估发现，基层医疗机构能力提升不足，分级诊疗格局尚未形成；在机构运行方面，基层医疗机构运行发展较好，牵头医院和基层医疗机构服务人次与经济收支均有不同程度的增长，但牵头医院增长明显大于基层医疗机构；在资源共享方面，部分优质人力、仪器设备、技术已实现共享，但未形成长效机制；在服务提供方面，机构间双向转诊人次逐年上涨，但从相对数量来看，转诊患者占三级医疗机构就诊患者不足3%，从转诊结构来看，转诊患者以检查患者为主，下转康复患者仅占极少数。

基于以上结果，从机构执行主体角度，分析以上政策效果的主要原因包括两个方面：一是执行机构能力不足；二是执行机构动力不足。

在执行机构能力方面，牵头医院的管理能力不足，虽然设置了理事会，但是牵头医院担任了重要角色，既要关注医院自身的发展，又要兼顾医联体总体的发展，虽然卫生部门下放了一部分基层医疗机构的考核权，但牵头医院没有实质利益分配权，因此对于基层医疗机构管理控制能力不足。从基层医疗机构来看，主要是服务能力不足，一方面基础设施不完善，基层床位建设滞后、仪器设备老旧、药品不足等与其应承担的医疗服务任务存在一定差距，医联体对于引导优质资源下沉作用有限；另一方面卫生人力不足，尤其是能够提供医疗服务的医护人员较少，比较缺少全科医生，许多基层医疗机构面临卫生人员年龄较大即将退休或已经退休、对于年轻卫生人员吸引不足青黄不接的局面，现有人员多提供公共卫生服务，导致医疗服务萎缩、家庭医生面临虽然签订但却未提供服务的局面。

在执行机构动力方面，从牵头医院来看，对比医联体政策实施前后，牵头医院经济发展速度有所放缓，说明政策实施对于牵头医院存在一定程度的利益损害，而政策要求牵头医院单方面投入缺乏一定的补偿机制，导致其在行政考核压力下不得不被动帮扶基层医疗机构，而缺乏联合基层医疗服务机构的主动性；从基层医疗机构来看，其财政补偿方式为收支两条线，基层医疗机构医疗服务数量与财政补偿、人员工资不挂钩，因此抑制了其医疗服务提供的积极性，且由于人手不足、能力有限，缺乏主动联合牵头医院的积极性。医联体机构层面政策效果评估结果如图 4-7 所示。

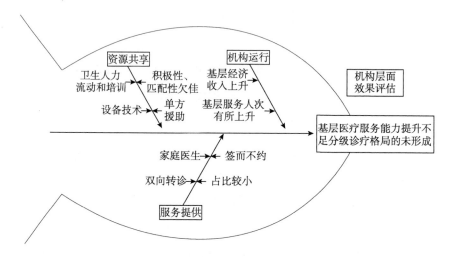

图 4-7　医联体机构层面政策效果评估结果

4.3　医务人员层面医联体效果评估

4.3.1　样本医务人员基本情况

运用分层随机抽样方法，分别对西电集团医院和 4 家社区卫生服务中心的医生、护士进行问卷调查，了解西电集团医院医务人员工作满意度及对医联体政策认知情况，共收到 227 份医务人员问卷，其中牵头医院医生问卷 50 份、护士问卷 58 份，基层医疗机构医生问卷 58 份、护士问卷 61 份。样本医务人员基本情况见表 4 - 7。

表 4 - 7　样本医务人员基本情况

样本医生基本情况			样本护士基本情况		
项目	牵头医院医生 ($N=50$)	基层医生 ($N=58$)	项目	牵头医院医生 ($N=58$)	基层护士 ($N=61$)
	占比（%）	占比（%）		占比（%）	占比（%）
性别			性别		
男	61.5	32.8	男	0	1.6
女	38.5	67.2	女	100	98.4
年龄			年龄		
30 岁以下	15.1	26.8	30 岁以下	56.4	57.4
31 ~ 40 岁	62.3	50.0	31 ~ 40 岁	25.4	27.8
41 ~ 50 岁	22.6	16.1	41 ~ 50 岁	18.2	9.9
51 岁以上	0	7.1	51 岁以上	0	3.3
工作年限			工作年限		
10 年以下	50.9	63.2	10 年以下	63.6	63.9
11 ~ 20 年	43.4	21.0	11 ~ 20 年	16.4	21.3
21 ~ 30 年	5.7	10.5	21 ~ 30 年	20	14.8
31 年以上	0	5.3	31 年以上	0	0
学历			学历		
博士	1.9	0	博士	0	0
硕士	52.8	0	本科	34.5	23.0
本科	39.6	59.6	大专	61.8	72.1
大专以下	5.7	40.3	中专	3.6	4.9
职称			职称		
正高、副高	38	3.5	中级	36.4	11.7
中级	44	42.1	初（师）级	25.5	41.7
初（师）级	18	33.3	士级	38.2	45.0
士级以下	0	21	无职称	0	1.7

注：由于小数点后取值不同，可能造成部分数据总数不是 100%。

4.3.2　医务人员工作压力

1. 工作强度

在工作强度方面，利用 t 检验比较牵头医院与基层医疗机构医务人员的工作时长，结果发现牵头医院的医生每周工作时间比基层医生多 23.84 个小时，平均每月值班次数比基层医生多 3.26 次，上周连续工作时间比基层医生多 16.93 个小时，牵头医院医务人员工作强度显著高于基层医务人员。这提示三级医疗机构医务人员工作压力大，每周 7 天平均每天工作时间约为 9.5 个小时，加班现象严重，而基层医务人员每周只需工作 5 天每天 8 小时。主要原因是：一方面由于患者选择牵头医院就诊，牵头医院工作量大；另一方面由于基层医疗机构为财政全额供养制度，实行收支两条线，医务人员工作积极性不高。样本医务人员工作强度见表 4-8。

表 4-8　样本医务人员工作强度（M±SD）

工作强度	牵头医院医生	基层医生	显著性
平均每周工作时间（时）	66.16 ± 16.83	42.32 ± 4.91	***
平均每月值夜班次数（次）	5.68 ± 2.37	2.42 ± 3.69	***
上周连续工作时间（时）	36.90 ± 25.83	19.97 ± 17.30	***
工作强度	牵头医院护士	基层护士	显著性
平均每周工作时间（时）	45.05 ± 8.62	39.82 ± 14.11	***
平均每月值夜班次数（次）	3.00 ± 2.78	3.19 ± 3.31	**
上周连续工作时间（时）	13.00 ± 11.71	22.35 ± 19.72	***

2. 工作压力感知

在医务人员工作压力感知方面，分析项目包括工作强度、工作压力、工作紧张度、工作量、时间精力投入等方面。经卡方检验发现，牵头医院医生、基层医生、牵头医院护士与基层护士在工作压力感知方面存在显著性差异。

数据分析结果显示，绝大部分牵头医院的医务人员表示工作压力大，尤其是牵头医院的医生。有 82% 的牵头医院医生表示感觉压力很大，86% 的牵头医院医生感觉工作的紧张度高。而在基层表示压力大和紧张程度高的医务人员大约为 50%。尽管基层医务人员对于工作压力和紧张度感知程度不高，但仍有 60% 左右的医务人员认为自己有很多工作需要完成。主要原因是基层医疗机构的门诊或住院服务人次不多，其主要工作重心在基本公共卫生服务工作。基本公共卫生服务包括 13 个项目，其中免费体检、建立健康档案、入户宣传随访、家庭医生签约等工作占据了基层医务人员的大部分时间，以上工作要求有完整的资料以备相关部门检查考核，纸质资料与电子档案等工作使得基层医务人员分身乏术，不愿再主动关注医疗服务质量的提升与发展。样本医务人员压力感知见表 4-9。

表 4-9　样本医务人员压力感知

压力感知	牵头医院医生（%）	基层医生（%）	牵头医院护士（%）	基层护士（%）	卡方检验结果（%）	P 值
工作强度与机构内其他人员比较	52	25.9	42.1	14.8	14.2	0.000
我有很多工作需要完成	84	60.3	72.4	57.4	13.985	0.000
我的工作需要付出很多时间和精力	90	55.2	86.2	54.1	27.847	0.000
我经常无法按时完成工作	52	15.5	15.5	9.9	27.471	0.000
感觉压力很大	82	56.9	53.6	34.4	25.785	0.000
感觉工作的紧张程度高	86	55.2	60.7	32.8	44.456	0.000

4.3.3　工作满意度

工作满意度方面包含医患关系、执业环境、机构管理和收入情况等维度的满意度，基于现有满意度状况，提出未来发展期望。医务人员工作满意度数据分析结果见表4－10。

表4－10　医务人员工作满意度数据分析结果

满意度感知	牵头医院医生（％）	基层医生（％）	牵头医院护士（％）	基层护士（％）	卡方检验结果（％）	P值
患者对医务人员尊重	46	77.8	57.4	33.3	18.672	0.000
患者对医务人员信任	58	77.8	57.4	48.1	3.794	0.285
患者对医务人员满意	92	98.2	84.5	100	2.942	0.401
对执业环境满意	4	38.2	20	22.2	25.261	0.000
机构的奖惩制度合理	20	18.9	43.6	11.1	17.728	0.001
医疗机构的技术水平高	56	41.8	58.9	22.2	19.369	0.000
对月收入满意	10	7	28.6	6.7	21.801	0.000

分析结果显示，在医患关系方面，基层医务人员自评患者对自己的尊重程度显著高于牵头医院，推测其原因是基层患者人数较少，医务人员与患者沟通时间充足，而牵头医院就医人数较多，医务人员工作负荷大，与患者沟通时间较短，医患关系较为紧张；而患者对医务人员的信任程度和满意度方面，基层医务人员与牵头医院没有显著性差异，这从侧面反映，选择不同医疗机构就医的患者均是基于对该机构的信任。

在执业环境满意度方面，牵头医院的医务人员普遍认为执业环境较差，仅有4%的医生对执业环境满意，38.2%的基层医务人员对执业环境满意。新医改政策实施以来，随着"强基层"政策的提出，加大了对基层医疗机构基础设施建设的财政投入，基层医疗机构硬件设施水平得到了较大提升。而针对牵头医院环境改善的财政投入较少，多依赖于医院营收与负债，由于各医院发展水平不同，执业环境存在较大差异。

在机构管理满意度方面，牵头医院医生和护士对于本机构的奖惩制度满意度分别为20.0%和43.6%，显著高于基层的18.9%和11.1%。这主要是由于基层医疗机构为财政全额补偿，实行严格的收支两条线，因此医务人员的收入与其劳动数量和质量无关。尽管部分机构设置了绩效工资制度，但在实际执行中，仅按照医务人员考勤情况进行绩效发放，不能拉开差距，发挥绩效工资奖勤罚懒的作用，挫伤了基层医务人员工作积极性，特别是医疗服务积极性；在机构技术水平方面，超过半数的牵头医院医务人员对本机构技术水平满意，而在基层41.8%的医生和22.2%的护士对本机构技术水平满意。这表示在医联体建设过程中，技术水平的提高不应仅局限于医疗技术，也应加强牵头医院对基层护理水平的培训和提高。

在收入满意度方面，医务人员对收入满意度较低，牵头医院的医生和护士对月收入满意度分别为10.0%和28.6%，基层医疗机构的医生和护士收入对满意度为7.0%和6.7%。机构统计数据显示，2016年牵头医院在职职工人均年收入为8.59万元，基层医疗卫生机构在职职工人均年收入为6.52万元，而2016年西安市社会平均工资为6.72万元。基层医疗机构职工平均收入较低，从结构分布来看，其中32.14%的基层医生月平均收入在3000元以下，55.36%的医生平均月收入为3001～5000元，仅有12.50%高于5000元；72.13%的基层护士月平均收入在3000元以下，27.87%的护士月平均收入为3001～5000元，呈现右偏分布，绝大多数医务人员收入在5000元以下，如图4-8和图4-9所示。

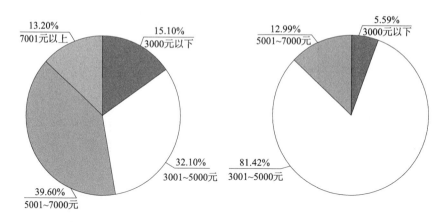

图4-8 西电集团医院医生（左）和护士（右）收入结构分布

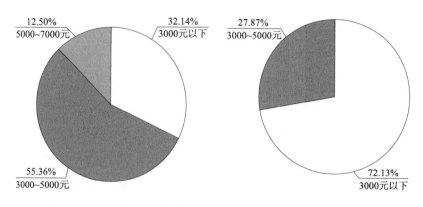

图4-9 基层医疗机构医生（左）和护士（右）收入结构分布

从医务人员对期望改善的方面来看，首先，所有医务人员均最想改善个人收入，其次，牵头医院医务人员期望改善工作环境，而基层医疗机构医务人员期望改善个人能力。由此可见，基层医务人员迫切期望改善个人医疗服务能力，但由于基层发展机会较少，抑制了医务人员个人能力的发挥，医务人员提升个人能力后会倾向于离职而寻求更佳的发展平台和更丰厚的薪资报酬。调查显示，有37.04%的基层医生和40.00%的护士想要在2年内离职。基层医疗机构优秀人才的能力提升与保留需要得到重视。医务人员期望

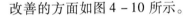

改善的方面如图 4 - 10 所示。

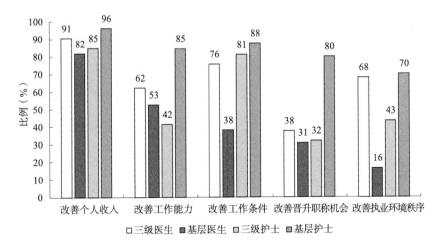

图 4 - 10　医务人员期望改善的方面

4.3.4　医务人员对医联体政策效果评价

为评估医联体政策实施对于医务人员实际工作的影响，在问卷中分别设置了医联体建立后主要变化方面的问题，包括医务人员工作量、收入水平、药品情况、技术水平、设备水平、工作条件等。

在工作量方面，大多数医务人员认为医联体成立后医务人员工作量会有所增加，尤其是牵头医院的医生。医联体成立后，牵头医院成立了全科医生团队，安排医生轮班表，对基层医疗机构实行专家坐诊、带教、培训等措施，增加了医务人员的工作量，其工作量的增加以事务性工作为主，而诊疗量的增加较少；在收入水平方面，医联体政策实施后对于各类医务人员收入水平影响不大，由于缺乏相应的医务人员利益共享和激励机制，未能真正调动医务人员的积极性；在基层医疗机构药物方面，52.7% 的基层医生认为医联体政策实施后基层医疗机构药品质量有所提升；在医疗技术方面，74.5%的基层医生和63%的基层护士认为自身医疗技术水平有所提高，69.1%的基层医生和51.9%的基层护士认为机构医疗技术水平提升，这说明医联体政策实施后针对基层医疗机构的技术帮扶取得了一定的成效；在机构医疗工作条件方面，医联体实施后工作条件略有改善，而牵头医院医务人员感受更加强烈。医联体成立后医务人员工作变化情况见表4-11。

表 4-11　医联体成立后医务人员工作变化情况

医联体感知	牵头医院医生（%）	基层医生（%）	牵头医院护士（%）	基层护士（%）	卡方检验结果（%）	P 值
医联体成立后，工作量变化	84	65.5	58.2	66.7	13.862	0.003
医联体成立后，收入水平变化	12	23.6	18.2	7.7	6.007	0.111
医联体成立后，基层医疗机构药品质量	30	52.7	54.4	29.6	11.112	0.011
医联体成立后，自身医疗技术水平	38	74.5	65.2	63	15.715	0.001
医联体成立后，机构医疗设备水平	34	63.6	44.7	37	9.185	0.027
医联体成立后，机构医疗技术水平	48	69.1	44.7	51.9	6.53	0.088
医联体成立后，机构医疗工作条件	32	38.2	47.9	18.5	7.957	0.047

4.3.5　离职意愿

西电集团医联体牵头医院中有近1/4的医护人员在2年内有离

职意愿。其中，有 71.77% 的医生 2 年内没有离职意愿，28.23% 的医生 2 年内有离职意愿；有 75.00% 的护士 2 年内没有离职意愿，25.00% 的护士 2 年内有离职意愿，如图 4 - 11 所示。西电集团医联体基层医疗机构方面，有 62.96% 的医生在 2 年内没有离职意愿，37.04% 的医生 2 年内有离职意愿；有 60.00% 的护士在 2 年内没有离职意愿，40.00% 的护士 2 年内有离职意愿，如图 4 - 12 所示。

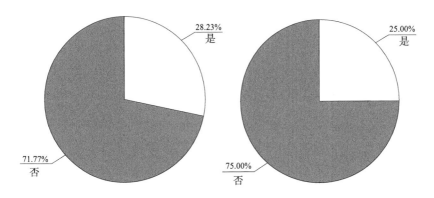

图 4 - 11　西电集团医院医生（左）和护士（右）离职意愿

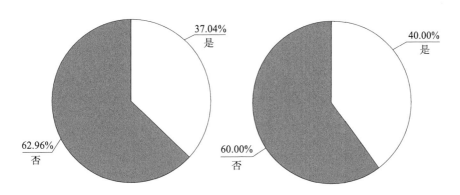

图 4 - 12　基层医疗机构医生（左）和护士（右）离职意愿

4.3.6　医务人员层面执行主体对政策效果影响分析

在政策执行过程中，政策执行者对于政策的理解、认同和积极性是影响政策执行效果的重要因素。

根据以上分析，从医务人员层面分析政策执行主体对于医联体政策效果相关影响作用发现：首先，不论是牵头医院还是基层医疗机构医务人员，均面临着工作压力、负荷大的问题，牵头医院医务人员工作强度与压力显著高于基层医疗机构医务人员，而医联体政策实施后，更增加了医务人员的工作量，未起到为大型公立医院减负的作用，但工作量以行政性任务为主，实际医疗服务工作量的增加较少；其次，医务人员普遍对奖惩制度和收入满意度较低，基层医疗机构医务人员对本机构技术水平满意度较低，且近1/3的基层医务人员存在离职意愿。医联体建设后，医务人员的工作量显著增加，但收入水平未显著变化，医联体政策未针对于医务人员设置合理的激励机制，虽然牵头医院对于到基层带教、门诊的医生提供了一定的激励措施，但是会影响医务人员在本机构的医疗服务及工资绩效，在医务人员满负荷或者超负荷工作状态下，激励效果甚微；而基层医疗机构医务人员则缺乏医疗服务相应的激励措施，限制了政策执行者的积极性。

第5章

基于医联体目标受众政策效果评估研究

5.1 患者调查样本情况

按照医联体政策实施最终目标及相关研究，分别评估患者基层首诊和双向转诊意愿及行为。将患者基层首诊意愿及行为、双向转诊意愿及行为作为因变量，运用二元或多元 Logistic 回归模型，对影响患者基层首诊、双向转诊意愿及行为的因素进行探究。根据安德森模型，选取人口因素（性别、年龄、户口类型）、经济因素（文化程度、职业、家庭月收入、工作状况、医保类型）、政策感知因素（就诊满意度、医联体政策满意度、转诊决定权、医联体连续性治疗优势评价和医联体节省费用评价）作为自变量。

5.1.1 样本患者人口经济学特征

本研究共有 572 名样本患者，其中牵头医院门诊患者 150 人、住院患者 151 人，基层医疗机构门诊患者 174 人、住院患者 97 人。样本患者人口经济学基本情况描述分析见表 5 – 1。

表 5 – 1　样本患者人口经济学基本情况描述分析

分组	牵头医院门诊患者		牵头医院住院患者		基层门诊患者		基层住院患者	
	数量（人）	占比（%）	数量（人）	占比（%）	数量（人）	占比（%）	数量（人）	占比（%）
性别								
男 = 0	46	30.7	70	46.4	56	32.2	51	52.6
女 = 1	104	69.3	81	53.6	118	67.8	46	47.4
年龄								
29 岁及以下 = 0	28	18.7	5	3.3	33	19.0	—	—
30 ~ 39 岁 = 1	24	16.0	11	7.3	35	20.1	3	3.1
40 ~ 49 岁 = 2	22	14.7	18	11.9	13	7.5	3	3.1
50 ~ 59 岁 = 3	41	27.3	31	20.5	16	9.2	14	14.4
60 ~ 69 岁 = 4	21	14.0	33	21.9	42	24.1	34	35.1
70 岁及以上 = 5	14	9.3	53	35.1	35	20.1	43	44.3
户口类型								
本地非农业户口 = 0	83	55.3	114	75.5	125	71.8	88	90.7
本地农业户口 = 1	38	25.3	20	13.2	14	8.0	4	4.1
外地非农业户口 = 2	7	4.7	7	4.6	14	8.0	1	1.0
外地农业户口 = 3	22	14.7	10	6.6	21	12.1	4	4.1
医保类型								
无医保 = 0	13	9.0	6	4.0	6	3.4	2	2.1
城镇职工医保 = 1	66	44.0	88	58.3	91	52.3	66	68.0
城镇（乡）居民医保 = 2	31	20.7	24	15.9	55	31.6	22	22.7
新农合 = 3	40	26.7	33	21.9	22	12.6	7	7.2
职业								
公务员及事业单位 = 0	14	9.7	21	13.9	20	11.5	10	10.3
专业技术人员 = 1	34	23.4	38	25.2	30	17.2	21	21.6
办事人员 = 2	9	6.2	5	3.3	7	4.0	1	1.0

续表

分组	牵头医院门诊患者		牵头医院住院患者		基层门诊患者		基层住院患者	
	数量（人）	占比（%）	数量（人）	占比（%）	数量（人）	占比（%）	数量（人）	占比（%）
服务人员 =3	23	15.9	14	9.3	30	17.2	7	7.2
农民 =4	7	4.8	12	7.9	8	4.6	5	5.2
一线人员 =5	4	2.8	6	4.0	11	6.3	16	16.5
自由职业 =6	59	37.2	55	36.4	68	39.1	37	38.1
家庭上月收入								
2000 元以下 =0	49	32.7	46	30.5	51	28.9	30	30.9
2000～3999 元 =1	66	44.0	64	42.4	83	48.0	60	61.9
4000～5999 元 =2	22	14.7	24	15.9	25	14.5	7	7.2
6000～7999 元 =3	5	3.3	8	5.3	7	4.0	—	—
8000 元及以上 =4	8	5.3	9	6.0	8	4.6	—	—
受教育程度								
小学及以下 =0	6	4.0	35	23.2	29	16.7	20	20.6
初中 =1	38	25.3	42	27.8	48	27.6	36	37.1
高中/中专/技工学校 =2	52	34.7	42	27.8	47	27.0	32	33.0
专科/本科及以上 =3	54	36.0	32	21.2	50	28.7	9	9.3
工作状况								
在岗 =0	56	37.3	31	20.5	54	31.0	3	3.1
无固定工作 =1	51	34.0	35	23.2	39	22.4	21	21.6
退休/离休 =2	43	28.7	85	56.3	81	46.6	73	75.3

注：由于小数点后有效数字选取不同，有可能出现占比总数不是 100%。

5.1.2 样本患者政策感知情况

在患者政策感知方面，住院患者总体就诊满意度高于门诊患者；

基层患者针对医联体政策满意度较高，超过85%，而三级医疗机构患者的满意度低于60%；在转诊决定权方面，患者和医生约各占半数；大部分患者同意医联体有利于连续性诊疗和节省费用。样本患者政策感知基本情况描述分析见表5－2。

表5－2　样本患者政策感知基本情况描述分析

分组	牵头医院门诊患者		牵头医院住院患者		基层门诊患者		基层住院患者	
	数量（人）	占比（%）	数量（人）	占比（%）	数量（人）	占比（%）	数量（人）	占比（%）
就诊总体满意度								
满意＝1	3	2.00	0	0.00	3	1.72	0	0.00
一般＝2	26	17.33	7	4.64	15	8.62	3	3.09
不满意＝3	121	80.67	144	95.36	156	89.66	94	96.91
医联体政策满意度								
满意＝1	86	57.33	88	58.28	151	86.78	83	85.57
一般＝2	47	31.33	42	27.81	15	8.62	10	10.31
不满意＝3	17	11.33	21	13.91	8	4.60	4	4.12
转诊最终决定权								
患者＝1	79	52.67	65	43.05	90	51.72	50	51.55
医生＝2	71	47.33	86	56.95	84	48.28	47	48.45
医联体有利于连续性治疗评价								
非常有利＝1	20	13.33	16	10.60	26	14.94	28	28.87
比较有利＝2	75	50.00	68	45.03	120	68.97	42	43.30
一般＝3	45	30.00	44	29.14	19	10.92	20	20.62
比较不利＝4	7	4.67	15	9.93	9	5.17	6	6.19
很不利＝5	3	2.00	8	5.30	0	0.00	1	1.03
医联体有利于节省费用评价								
非常有利＝1	15	10.00	11	7.28	20	11.49	17	17.53
比较有利＝2	52	34.67	57	37.75	94	54.02	41	42.27
一般＝3	62	41.33	56	37.09	37	21.26	25	25.77
比较不利＝4	19	12.67	20	13.25	19	10.92	12	12.37
很不利＝5	2	1.33	7	4.64	4	2.30	2	2.06

本研究在调查过程中，针对门诊患者和住院患者在门诊或住院医疗服务中的满意度也进行了详细调查。门诊患者和住院患者调查问卷均设置了 5 级选项：非常同意（5 分），同意（4 分），一般（3 分），不同意（2 分），非常不同意（1 分）。按照这种设计，将回答"非常同意"或者"同意"的调查对象占调查对象总数的比例之和作为"满意度"指标。本研究中满意度得分计算公式如下：满意度得分 = （选择"非常同意"人数 ×5 + 选择"同意"人数 ×4 + 选择"一般"人数 ×3 + 选择"不同意"人数 ×2 + 选择"非常不同意"人数 ×1）/ 被调查人数 ×20（百分满分）。

表 5 - 3 为牵头医院和基层医疗机构样本门诊患者的就诊服务满意度调查结果。结果显示，西电集团医联体牵头医院在门诊患者就诊满意度的五个评价维度"就诊流程""就诊体验""就诊环境""整体评价""医患关系"评价得分中，"就诊体验"维度得分最高（82.1 分），"整体评价"维度得分最低（72.8 分）。在分项得分中，"乘坐电梯便捷""本次就诊的药费可以接受""为了创收，医生过度开药或过度检查是普遍现象""本次就诊的检查（化验、心电、影像等）费用可以接受"得分较低，分别得分 66.0 分、67.3 分、67.7 分、68.7 分。在基层医疗机构门诊患者就诊满意度五个评价维度"就诊流程""就诊体验""就诊环境""整体评价""医患关系"评价得分中，"就诊体验"维度得分最高（84.9 分），"医患关系"维度得分最低（75.2 分）。在分项得分中，"为了创收，医生过度开药或过度检查是普遍现象""我认为，近两年来医患关系正在好转"得分较低，分别得分 72.6 分、70.1 分。"就诊流程"维度的分项，体验过预约、多样缴费方式等的患者人数较少。总体来看，牵头医院在门诊患者"就诊体验""就诊环境"和"整体评价"三个维度的得分均低于基层医疗机构。

表 5 - 3　样本门诊患者的就诊服务满意度情况

评价维度	评价指标	牵头医院			基层医疗机构		
		未体验人数	得分	维度得分	未体验人数	得分	维度得分
就诊流程	1. 预约就诊有多种途径，方便快捷	93	82.1	79.6	149	80.0	77.3
	2. 缴费方式多样、便捷	88	79.7		161	74.6	
	3. 利用自助查询和打印手段减少取检查报告的时间	53	84.5		148	80.0	
	4. 医院利用信息化手段，提供了多种渠道指导合理用药（微信平台、自助查询机）	77	71.0		160	76.9	
就诊体验	5. 医护人员耐心询问病史、沟通病情	0	82.3	82.1	0	84.3	84.9
	6. 医护人员详细讲解检查报告	20	77.7		45	84.8	
	7. 医护人员耐心讲解治疗方案、用药方法及注意事项	9	80.9		26	85.5	
	8. 我感受到了医护人员给予我的尊重和安慰	0	81.6		0	84.3	
	9. 我感到个人隐私受到了保护	0	83.6		0	84.3	
	10. 服务窗口（挂号、分诊、缴费、取药等）工作人员态度好	5	82.9		2	84.0	
	11. 本次就诊社工或志愿者提供了有用的帮助	87	80.3		157	87.1	
	12. 我对本次接诊医生充分信任	2	84.9		1	87.0	
就诊环境	13. 遇到问题时有工作人员及时解答和引导	40	80.9	73.6	73	85.9	79.0
	14. 乘坐电梯便捷	24	66.0		119	85.2	
	15. 卫生间清洁无异味	14	71.2		38	79.1	
	16. 休息等候区有足够的座椅	8	71.1		38	73.7	
	17. 休息等候区提供饮水服务	41	81.3		6	76.9	

续表

评价维度	评价指标	牵头医院			基层医疗机构		
		未体验人数	得分	维度得分	未体验人数	得分	维度得分
整体评价	18. 总体上，我对本次就诊感到满意	0	81.6	72.8	0	83.5	79.5
	19. 我会向亲友推荐本次就诊的医院	0	79.9		1	77.1	
	20. 本次就诊的药费可以接受	13	67.3		53	77.5	
	21. 本次就诊的检查（化验、心电、影像等）费用可以接受	30	68.7		79	81.5	
	22. 本次就诊的医疗服务（挂号、处置）费用体现了医护人员的劳动价值	1	71.9		1	77.2	
	23. 本次就诊费用明白合理	0	73.4		0	80.3	
医患关系	24. 为了创收，医生过度开药或过度检查是普遍现象	0	67.7	77.6	—	72.6	75.2
	25. 我认为，近两年来医患关系正在好转	0	74.8		—	70.1	
	26. 医护人员值得社会的认同与尊重	0	86.4		—	82.3	
	27. 我愿意让我的子女从事医务工作	0	81.1		—	75.8	
总体满意度			77.3			80.4	

　　表 5-4 为牵头医院和基层医疗机构样本住院患者的就诊服务满意度调查结果。结果显示，牵头医院在住院患者就诊服务满意度四个评价维度"就诊体验""就诊环境""整体评价""医患关系"评价得分中，"就诊体验"维度得分最高（89.2 分），"整体评价"维度得分最低（75.3 分）。在分项得分中，"本次就诊的检查（化验、心电、影像等）费用可以接受""本次就诊的药费可以接受""卫生

间清洁无异味""本次就诊的医疗服务（挂号、处置）费用体现了医护人员的劳动价值""本次就诊费用明白合理"得分较低，分别得分 64.8 分、68.2 分、73.4 分、73.1 分、74.8 分。在基层医疗机构住院患者就诊服务满意度四个评价维度得分中，"就诊体验"维度得分最高（91.0 分），"医患关系"维度得分最低（85.2 分）。在分项得分中，"我认为，近两年来医患关系正在好转""为了创收，医生过度开药或过度检查是普遍现象""本次就诊的医疗服务（挂号、处置）费用体现了医护人员的劳动价值"得分较低，分别得分 78.1 分、82.3 分、82.3 分。总体来看，牵头医院在住院患者"就诊体验""就诊环境""整体评价""医患关系"四个维度得分均低于基层医疗机构。

表 5-4　样本住院患者的就诊服务满意度情况

评价维度	评价指标	牵头医院		基层医疗机构	
		得分	维度得分	得分	维度得分
就诊体验	1. 医护人员耐心询问病史、沟通病情	90.4	89.2	90.7	91.0
	2. 医护人员详细讲解检查报告	88.2		92.5	
	3. 医护人员耐心讲解治疗方案、用药方法及注意事项	89.7		91.5	
	4. 我感受到了医护人员给予我的尊重和安慰	91.2		89.3	
	5. 我感到个人隐私受到了保护	87.3		88.8	
	6. 服务窗口（挂号、分诊、缴费、取药等）工作人员态度好	88.1		91.5	
	7. 本次就诊社工或志愿者提供了有用的帮助	79.4		90.8	
	8. 我对本次接诊医生充分信任	91.7		92.9	
就诊环境	9. 遇到问题时有工作人员及时解答和引导	89.7	81.4	92.9	87.9
	10. 乘坐电梯便捷	82.9		91.7	
	11. 卫生间清洁无异味	73.4		86.9	
	12. 休息等候区有足够的座椅	81.0		84.0	
	13. 休息等候区提供饮水服务	80.5		88.1	

续表

评价维度	评价指标	牵头医院		基层医疗机构	
		得分	维度得分	得分	维度得分
整体评价	14. 总体上，我对本次就诊感到满意	88.3	75.3	92.6	87.2
	15. 我会向亲友推荐本次就诊的医院	81.1		87.8	
	16. 本次就诊的药费可以接受	68.2		85.2	
	17. 本次就诊的检查（化验、心电、影像等）费用可以接受	64.8		85.3	
	18. 本次就诊的医疗服务（挂号、处置）费用体现了医护人员的劳动价值	73.1		82.3	
	19. 本次就诊费用明白合理	74.8		89.3	
医患关系	20. 为了创收，医生过度开药或过度检查是普遍现象	75.6	81.4	82.3	85.2
	21. 我认为，近两年来医患关系正在好转	80.3		78.1	
	22. 医护人员值得社会的认同与尊重	88.9		91.5	
	23. 我愿意让我的子女从事医务工作	80.5		89.1	
总体满意度		82.4		88.2	

5.2　样本患者基层首诊分析

5.2.1　基层首诊基本情况

1. 基层首诊意愿

患者调查数据显示，76.6% 的样本患者愿意在基层首诊，其中在牵头医院就医的样本患者中，65.5% 的门诊患者和 59.5% 的住院患者愿意在基层实行首诊。在基层就医的患者中，90.7%的门诊患者和94.8%的住院患者愿意在基层实行首诊，如图5-1所示。由此看出，样本患者首诊意愿较强，牵头医院样本患者和基层样本患者存在差异，主要原因是基层就诊患者对基层医疗机构较为信任，熟悉基层医务人员，更能接受基层首诊；在三级就诊的患者对基层医疗服务存在偏见或从未体验过，仍需要观念和认识上的转变。

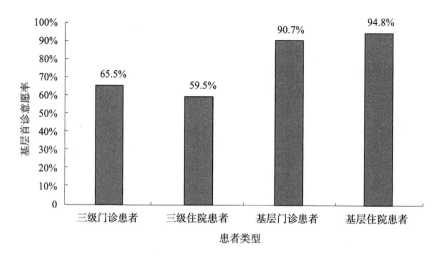

图5-1　样本患者首诊意愿情况

2. 首诊机构选择

在样本患者首诊机构选择方面，25.09%的样本患者选择自我治疗或去药店买药，45.20%的样本患者选择到社区卫生服务中心首诊就医，29.71%的患者选择直接到区级、市级或省级医院进行首诊。从样本患者类型来看，29.0%的牵头医院门诊患者和26.8%的牵头医院住院患者选择到社区卫生服务中心进行首诊治疗。牵头医院患者未到基层就诊的主要原因是：76.32%的患者因为基层医疗机构诊疗技术落后和检查设备差；55.7%的基层门诊患者和77.3%的基层住院患者选择到社区卫生服务中心进行首诊治疗。患者选择到基层就医的主要原因是，67.79%的患者选择就诊方便、22.85%的患者选择价格相对便宜、18.35%的患者选择服务态度好等。由此看出，要提高患者在基层医疗机构首诊的意愿和行为，一方面需要提高基层医疗机构的服务技术水平，改善基层检查设备，切实提高基层医疗机构的服务能力；另一方面应实施精准政策宣传，重点针对于大型公立医院门诊和住院患者，发挥医护人员对于患者转诊和基层首诊的引导作用，改变患者对于基层医疗机构的偏见和不认可。样本患者首诊机构选择情况见表5-5。

表5-5 样本患者首诊机构选择情况

首诊去向	三级门诊患者		三级住院患者		基层门诊患者		基层住院患者	
	人数（人）	百分比（%）	人数（人）	百分比（%）	人数（人）	百分比（%）	人数（人）	百分比（%）
自我治疗	9	6.2	7	4.7	5	2.9	5	5.2
药店买药	20	13.8	42	28.2	45	25.9	8	8.2
社区卫生服务中心	42	29.0	40	26.8	97	55.7	75	77.3
区级医院	19	13.1	5	3.4	1	0.6	1	1.0
市级医院	15	10.3	11	7.4	7	4.0	2	2.1
省级医院	38	26.2	42	28.2	16	9.2	6	6.2
其他	2	1.4	2	1.4	3	1.7	—	—

5.2.2 基层首诊影响因素 Logistic 回归

1. 基层首诊意愿影响因素二元 Logistic 回归

对患者基层首诊意愿进行二元 Logistic 回归分析，结果显示相较于基层住院患者，三级门诊患者不赞成基层首诊的概率高

7.40 倍，三级住院患者不赞成基层首诊的概率高 8.93 倍。这提示在进行首诊就医选择时受到之前就医体验的影响，习惯于在牵头医院就医的患者对基层首诊接受度较低，因此医联体政策实施过程中，分级诊疗秩序的形成需要重点转变牵头医院患者的就诊观念与习惯。这既需要提升基层医疗机构的服务能力，也需要牵头医院积极配合宣传基层首诊，改变患者对基层医疗机构的偏见。

月收入状况对患者首诊意愿也有显著性影响，与高收入组相比，中等收入水平患者不赞成社区首诊的概率高 5.27 倍，这与基层医疗机构医疗费用低，收入水平越低越倾向于选择基层医疗机构的假设相悖。但随着收入的增加，生活水平的提高，收入对于患者选择意愿的影响会递减，即患者会追求更优质的医疗卫生服务，而对于花费的考虑较少。工作状况对患者基层首诊医院有显著影响，与退休人群相比，在岗人员不赞成社区首诊的概率低 64.7%，换言之在岗工作人群比退休人群更赞成社区首诊。

对于医联体政策的主观认识也会影响基层首诊意愿，相较于对政策不满意人群，对医联体较满意和评价一般的患者不赞成基层首诊的概率分别低 80.2% 和 63.7%，换言之，对于医联体政策满意的患者更倾向于接受基层首诊；在转诊决定权方面，相较于认为患者有最终决定权的人群，认为医生拥有转诊最终决定权的人群不赞成社区首诊的概率高 73.7%，换言之，当患者自我感知拥有转诊的决定权时，更倾向于选择在基层进行首诊。基层首诊意愿影响因素 Logistic 回归结果见表 5 - 6。

表 5 - 6　基层首诊意愿影响因素 Logistic 回归结果

您是否赞成社区首诊①	B	SE	Wald	df	P	OR	95% CI 下限	上限
患者类型（对照组：基层住院患者）								
三级门诊患者	2.129	0.553	14.811	1	0.000	8.403	2.842	24.843
三级住院患者	2.295	0.528	18.921	1	0.000	9.927	3.529	27.922
月收入（对照组：8000 元以上）								
4000 ~ 6000 元	1.835	0.848	4.684	1	0.030	6.266	1.189	33.017
工作状况（对照组：退休）								
在岗	- 1.041	0.482	4.672	1	0.031	0.353	0.137	0.907
对医联体满意度（对照组：不满意）								
满意	- 1.620	0.414	15.287	1	0.000	0.198	0.088	0.446
一般	- 1.014	0.449	5.108	1	0.024	0.363	0.151	0.874
转诊决定权（对照组：患者）								
医生	0.552	0.260	4.514	1	0.034	1.737	1.044	2.891

①参考类别：是。

2. 首诊机构选择影响因素多元 Logistic 回归

对患者首诊机构选择进行多元 Logistic 回归分析，结果显示，患者类型、文化程度、月收入、工作状况以及对医联体满意度会影响患者选择基层医疗机构而非牵头医院作为首诊机构。具体来看，牵头医院就诊患者选择在基层医疗机构首诊的概率低于基层医疗机构就诊患者；与高学历人群比较，文化程度为初中或高中专的患者选择基层医疗机构而非牵头医院作为首诊机构的概率分别高 204.6% 和 95.9%，换言之，学历水平越高越倾向于选择牵头医院作为首诊医疗机构；与高收入水平人群相比，低收入水平（2000 元以下）和中等收入水平（4000 ~ 6000 元）人群选择基层医疗机构而非牵头医院作为首诊机构的概率分别低 66.7% 和 66.5%，换言之，高收入人群更倾向于选择基层医疗机构作为首诊医疗机构；相较于退休人群，在岗人群选择基层医疗机构而非牵头医院作为首诊机构的概率高2.291倍。在医联体满意度方面，对医联体政策满意或一般的人群选择基层医疗机构而非牵头医院作为首诊医疗机构的概率比不满意人群高3.363倍和4.143倍，即对医联体政策满意的患者更倾向于接受基层首诊。

年龄、职业、对于双向转诊及时连续治疗和节省费用的评估是影响患者选择二级医疗机构而非牵头医院作为首诊机构的影响因素。具体来看，60～69岁患者比70岁及以上患者选择二级医疗机构而非牵头医院作为首诊机构的概率低65%，即60～69岁年龄段患者更倾向于选择牵头医院作为首诊机构，这可能与高龄老人就诊更多考虑离家近或就诊便利等因素有关；相较于自由职业人员，在岗就业人员更倾向于选择牵头医院作为首诊机构，其原因可能与在岗就业人员多为城镇职工医保，而自由职业人员医保多为城镇居民医保或新农合医保有关，不同职业的收入水平与医保类型可能是影响患者选择首诊机构的深层原因；患者对于双向转诊作用的主观评价也会影响患者首诊机构的选择，患者认为双向转诊有利于及时连续治疗或能够节省费用，更倾向于选择低级医疗机构就医。首诊机构选择影响因素 Logistic 回归结果见表5–7。

表5–7　首诊机构选择影响因素 Logistic 回归结果

首诊机构[①]		B	SE	Wald	df	P	OR	95% CI	
								下限	上限
基层医疗机构	患者类型（对照组：基层住院患者）								
	三级门诊患者	-2.470	0.566	19.064	1	0.000	0.085	0.028	0.256
	三级住院患者	-2.156	0.523	16.982	1	0.000	0.116	0.042	0.323
	文化程度（对照组：本科及以上）								
	初中	1.114	0.463	5.788	1	0.016	3.046	1.229	7.547

首诊机构①		B	SE	Wald	df	P	OR	95% CI	
								下限	上限
基层医疗机构	高中专	0.672	0.398	2.857	1	0.091	1.959	0.898	4.271
	月收入（对照组：6000 元以上）								
	2000 元以下	-1.686	0.947	3.171	1	0.096	0.333	0.029	1.185
	4000 ~ 6000 元	-1.637	0.876	3.489	1	0.064	0.335	0.035	1.084
	工作状况（对照组：退休）								
	在岗	1.191	0.533	4.986	1	0.026	3.291	1.157	9.361
	对医联体满意度（对照组：不满意）								
	满意	1.473	0.475	9.620	1	0.002	4.363	1.720	11.069
	一般	1.638	0.524	9.769	1	0.002	5.143	1.842	14.363
二级医疗机构	年龄（对照组：70 岁及以上）								
	60 ~ 69 岁	-1.050	0.597	3.098	1	0.078	0.350	0.109	1.127
	职业（对照组：自由职业）								
	在岗就业人员	-2.297	1.225	3.515	1	0.061	0.101	0.009	1.110
	双向转诊及时连续治疗（对照组：很不利）								
	比较不利	3.055	1.701	3.225	1	0.073	21.217	0.756	595.246
	双向转诊节省费用（对照组：很不利）								
	一般	2.761	1.547	3.186	1	0.074	15.811	0.763	327.727

① 参考类别：牵头医院。

5.3　样本患者双向转诊分析

5.3.1　双向转诊基本情况

1. 双向转诊意愿

双向转诊意愿包括基层医疗机构患者向上转诊意愿和牵头医院

患者向下转诊意愿。有58.8%的牵头医院门诊患者和45.3%的牵头医院住院患者表示如果病情稳定愿意向下转诊至基层康复。48.06%的牵头医院患者不愿下转，其主要原因在于患者不信任基层医疗机构医生的诊疗技术、基层医疗机构缺少治疗必备的检查设备以及缺少治疗必需药物等。技术、设备与药物是提升基层医疗机构服务能力，提高患者向下转诊意愿的重要因素。有98.3%的基层门诊患者和93.8%的基层住院患者病情严重的情况下会选择向上转诊，患者不愿意转诊的主要原因是上级医院费用较高以及离家比较远不方便就医。样本患者转诊意愿情况如图5-2所示。

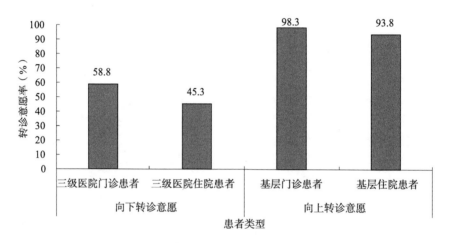

图5-2 样本患者转诊意愿情况

2. 双向转诊行为

双向转诊行为包括基层医疗机构患者向上转诊行为和牵头医院患者向下转诊行为。牵头医院样本患者中有29人曾有向基层医疗机构转诊的经历，占牵头医院样本患者的9.93%。向下转诊的主要原因是离家近，就诊方便，病情稳定处于康复期以及医生建议下转。基层医疗机构样本患者中有37人有向上级医院转诊的经历，占基层医疗机构样本患者总数的 13.7%。向上转诊的主要原因是医生建议、基层无法确诊或治疗以及基层缺乏检查设备。样本患者双向转诊情况如图 5-3 所示。

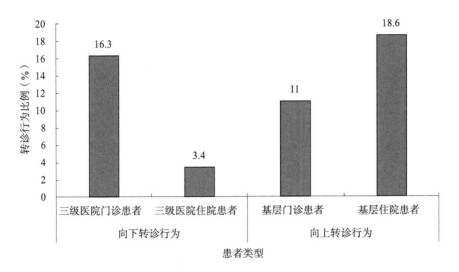

图 5-3 样本患者双向转诊情况

5.3.2 双向转诊影响因素 Logistic 回归

1. 双向转诊意愿影响因素二元 Logistic 回归

双向转诊意愿包括牵头医院患者下转意愿和基层医疗机构患者上转意愿，由于上转意愿达到 96.7%，此处不再进行讨论，仅对牵头医院患者下转意愿进行 Logistic 回归分析。

牵头医院患者下转意愿影响因素 Logistic 回归结果显示，年龄、对于双向转诊节省费用的主观评价以及就诊满意度是影响牵头医院患者下转意愿的主要因素。具体来看，与高龄患者（70 岁及以上）相比，50～59 岁患者向下转诊意愿高 3.209 倍，60～69 岁患者向下转诊意愿高 1.703 倍。由于 50 ~ 69 岁老人的病情较为稳定，恢复时间较长，他们更倾向于向下转诊，但是基层康复设施和能力尚不完善，对于高龄老人的照护能力不足，高龄老人更倾向于留在牵头医院，不愿向下转诊。当患者主观评价双向转诊有利于节省费用时，更倾向于选择向下转诊，意识到非常有利于节省费用的患者比认为不利于节省费用的患者向下转诊概率高 9.932 倍。患者的就诊满意度越低越倾向于向下转诊，就诊满意度为一般的患者比满意的患者选择向下转诊的概率高 1.803 倍。牵头医院患者向下转诊意愿影响因素 Logistic 回归结果见表 5 – 8。

表 5 – 8　牵头医院患者下转意愿影响因素 Logistic 回归结果

如果病情稳定愿意下转至社区卫生服务中心吗[1]	B	SE	Wald	df	P	OR	95% CI	
							下限	上限
年龄（对照组：70 岁及以上）								
50 ~ 59 岁	1.437	0.526	7.471	1	0.006	4.209	1.502	11.796
60 ~ 69 岁	0.995	0.495	4.044	1	0.044	2.703	1.026	7.126
双向转诊节省费用（对照组：很不利）								
非常有利	2.392	1.217	3.863	1	0.049	10.932	1.007	118.735
就诊满意度（对照组：满意）								
一般	1.031	0.544	3.595	1	0.058	2.803	0.966	8.136

①参考类别是：不愿意。

2. 双向转诊行为影响因素二元 Logistic 回归

双向转诊行为包括牵头医院患者向下转诊行为和基层医疗机构患者向上转诊行为。牵头医院患者向下转诊行为影响因素 Logistic 回归结果显示，患者就诊类型、年龄、文化程度、工作状况、对于双向转诊节省费用的主观评价以及就诊满意度是影响牵头医院患者向下转诊行为的主要因素。具体来看，牵头医院门诊患者向下转诊行为概率较住院患者高 4.78 倍，由于门诊患者病情较轻，向下转诊就医拿药更为方便，因此更易选择向下转诊；49 岁及以下患者比高龄患者向下转诊概率低 90% 以上，换言之年轻人更愿意追求优质的医疗资源，对于基层医疗机构信任不足，很少选择向下转诊康复；学历水平较低的患者比本科及以上学历患者向下转诊概率低 90% 左右，学历水平越低对基层诊疗及向下转诊越不认可；无固定工作人群比退休人群向下转诊概率高 5.88 倍，其主要原因一方面在于无固定工作人群收入水平较低，另一方面在于相较于退休人员医保报销水平较低，出于节省医疗费用的目的更愿意向下转诊；当患者认识到双向转诊可以节省医疗费用时向下转诊概率显著提高；对牵头医院就诊满意度评价为不满意时相较于满意状态患者更倾向于向下转诊，因为在牵头医院就诊等候时间较长、就诊患者众多、就诊环境较差，基层医疗机构就诊的患者较少，就诊环境安静整洁、医生与患者沟通时间充裕，可以提高就诊满意度水平。牵头医院患者向下转诊影响因素 Logistic 回归结果见表 5 - 9。

表 5 - 9 牵头医院患者向下转诊影响因素 Logistic 回归结果

是否有下转至社区卫生服务中心的经历[①]	B	SE	Wald	df	P	OR	95% CI	
							下限	上限
患者类型（对照组：三级住院患者）								
三级门诊患者	1.754	0.721	5.915	1	0.015	5.780	1.406	23.765
年龄（对照组：70 岁及以上）								
29 岁及以下	-3.108	1.567	3.931	1	0.047	0.045	0.002	0.965
30 ~ 39 岁	-2.443	1.329	3.349	1	0.067	0.088	0.006	1.188
40 ~ 49 岁	-3.963	1.622	5.973	1	0.015	0.019	0.001	0.456

续表

是否有下转至社区卫生服务中心的经历①	B	SE	Wald	df	P	OR	95% CI	
							下限	上限
文化程度（对照组：本科及以上）								
小学	−3.354	1.548	4.696	1	0.030	0.035	0.002	0.726
初中	−2.646	1.023	6.695	1	0.010	0.071	0.010	0.526
高中专	−2.081	0.897	5.387	1	0.020	0.125	0.022	0.724
工作状况（对照组：退休）								
无固定工作	1.929	1.022	3.559	1	0.059	6.880	0.928	51.030
双向转诊节省费用（对照组：很不利）								
非常有利	20.897	1.325	248.900	1	0.000	1.19E+09	8.87E+07	1.60E+10
比较有利	19.693	1.089	327.216	1	0.000	3.57E+08	4.23E+07	3.01E+09
一般	18.645	1.093	291.145	1	0.000	1.25E+08	1.47E+07	1.07E+09
就诊满意度（对照组：满意）								
不满意	5.636	3.103	3.299	1	0.069	280.438	0.640	122861.845
一般	−2.665	1.576	2.860	1	0.091	0.070	0.003	1.527

①参考类别是：否。

基层医疗机构患者向上转诊行为影响因素 Logistic 回归结果显示，患者就诊类型、年龄、职业、对于双向转诊及时连续治疗和节省费用的主观评价是影响牵头医院患者向下转诊行为的主要因素。具体来看，基层医疗机构住院患者更倾向于向上转诊，多由于住院患者病情较为严重，基层医疗机构无法治愈，需要向上转诊治疗；60~69 岁的老人比 70 岁以上的高龄老人向上转诊的概率高 1.707倍；一线工人相比自由职业者向上转诊的概率低 89%；当患者意识到双向转诊有利于及时连续治疗时，更倾向于向上转诊；而患者认为双向转诊有利于节省费用时，更倾向于不向上转诊，主要原因是基层医疗机构费用较低。基层医疗机构患者向上转诊行为影响因素 Logistic 回归结果见表 5 - 10。

表 5 - 10　基层医疗机构患者向上转诊行为影响因素 Logistic 回归结果

您是否上转至牵头医院①	B	SE	Wald	df	P	OR	95% CI	
							下限	上限
患者类型（对照组：基层住院患者）								
基层门诊患者	-0.922	0.529	3.042	1	0.081	0.398	0.141	1.121
年龄（对照组：70 岁及以上）								
60 ~ 69 岁	0.996	0.556	3.210	1	0.073	2.707	0.911	8.046
职业（对照组：自由职业）								
一线工人	-2.210	1.146	3.719	1	0.054	0.110	0.012	1.037
双向转诊有利于及时连续治疗（对照组：很不利）								
非常有利	18.437	1.350	186.532	1	0.000	1.02E + 08	7.21E + 06	1.43E + 09
比较有利	18.766	1.287	212.566	1	0.000	1.41E + 08	1.13E + 07	1.76E + 09
一般	19.086	1.327	206.923	1	0.000	1.95E + 08	1.44E + 07	2.62E + 09
双向转诊有利于节省费用（对照组：很不利）								
非常有利	-3.224	1.328	5.896	1	0.015	0.040	0.003	0.537
比较有利	-2.778	1.136	5.976	1	0.015	0.062	0.007	0.576
一般	-2.534	1.170	4.696	1	0.030	0.079	0.008	0.785
比较不利	-3.447	1.363	6.393	1	0.011	0.032	0.002	0.461

①参考类别是：否。

5.4　目标受众对政策效果影响分析

综上所述，本章从患者基层首诊、双向转诊意愿及行为基本情况，就诊满意度及政策满意度情况，以及患者就诊选择影响因素三个方面，站在患者角度分析了影响医联体政策实施效果的因素。

针对患者的调查结果显示，患者基层首诊意愿为 76.6%，其中 62.45% 的三级医疗机构就诊患者和 92.19% 的基层医疗机构就诊患者表示愿意在基层首诊；首诊医疗机构选择方面，25.09% 的患者选择自我就医或药店买药治疗，45.20% 的患者选择到社区卫生服务中心就诊，29.71% 的患者选择直接到公立医疗机构就诊。双向转诊意愿方面，基层医疗机构患者上转意愿为 96.05%，三级医疗机构患者下转意愿为 52.05%；而双向转诊行为方面，仅有 13.7% 的基层就诊患者曾向上转诊，9.93% 的三级医疗机构就诊患者曾经历向下转诊。

患者基层首诊、双向转诊的意愿较高，但实际去基层首诊和双向转诊的患者却较少，有自身的原因，也有外部的原因。患者自身的原因有：第一，年龄是影响患者基层首诊、双向转诊意愿及行为的重要因素，老年人对于基层医疗机构就诊接受度更高，且老年慢性病患者居多，更适合于在基层医疗机构长期就诊与康复治疗；第二，经济因素、职业因素是影响患者就医选择的重要因素，且认为医联体有利于节省医疗费用的患者更倾向于社区转诊和向下转诊，但患者对于各机构医疗费用差价了解不多，也会影响基层就诊；第三，由于患者就医习惯不同，在基层医疗机构就医的患者更倾向于接受向下转诊和基层首诊，而习惯于在牵头医院就诊的患者对于社区首诊、向下转诊接受度不高。外部原因主要为政策原因，第一是政策宣传不足，有 71.3% 的患者表示对医联体政策满意，近 3/4 的患者认为转诊有利于疾病的及时连续治疗，超半数的患者认为转诊有利于节省医疗费用，另外就诊满意度与对政策的认知和满意度对患者就诊选择意愿与行为有一定影响；第二是转诊机制不畅通，由于转诊手续麻烦，患者需要在上级医院办理出院手续，再到基层办理入院手续等，需要重新与主治医务人员沟通诊断信息等，机构间不能共享患者信息，医保报销衔接不畅，因此转诊相当于两次就诊。转诊机制不通畅、信息不共享直接抑制了患者的转诊行为。

第6章

西安市医联体政策实施存在的问题及原因分析

6.1　西安市医联体政策实施存在的问题

从西安市医联体政策执行最终效果来看，与其政策目标相比较，存在一定的偏差，主要体现在以下两个方面：医联体政策对于基层医疗机构服务能力提升有限和医联体政策对患者基层就诊作用效果不佳，分级诊疗格局尚未形成。综合运行机制、执行主体和目标受众分析结果，运用卫生系统诊断树法对医联体政策实施过程中存在的问题进行分析，剖析问题产生的直接原因及其根本原因之间的作用关系，如图6-1所示。

6.2　问题产生原因

基于医联体政策存在的问题及其原因，利用卫生系统诊断树分

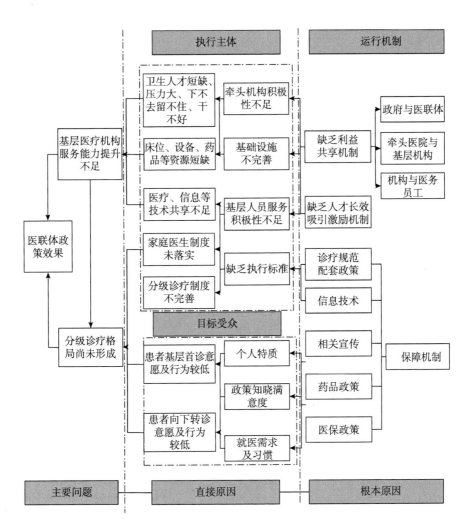

图 6 - 1　西安市医联体政策存在问题卫生系统诊断树

析可知，医联体政策实施效果不佳的原因可分为以下几个方面。

6.2.1　医联体缺乏利益共享机制，执行主体积极性不高

　　从政策总体框架和医联体具体运行机制来看，理事会的管理机

制未解决医院管理归属问题，缺乏利益共享机制，没有利益分配权的考核主体缺乏实质性控制权，因此紧密型医联体在政策设计层面尚未形成，管理组织机制尚有许多体制障碍，至今未形成利益共同体，限制了医联体政策执行过程中各执行主体的积极性。

首先是政府与医联体之间的利益关系。现有医联体建设多出于政府部门的行政意愿，医联体内各家机构多由政府部门按照行政区划将基层医疗卫生机构划归大型公立医院，由官方出面采用"拉郎配"的形式，牵头医院与基层医疗机构只能被动接受。以西电集团医联体为例，医联体建设早期，西电集团医院出于自身发展与改革的目的，基于机构产权归属相同的原因，与桃园社区卫生服务中心双方自愿建立了合作关系，随后的发展过程中，又加入土门社区卫生服务中心。医联体建设早期，大型公立医院和基层医疗机构出于互利共赢目的，自愿建立合作关系，有利于各机构的发展。而医联体政策出台后，在政策任务下，西电集团医联体规模扩大至9家社区卫生服务中心，出现了以下问题：第一，西电集团医院资源能力有限，各家社区卫生服务中心条件参差不齐，对基层医疗机构的扶助顾此失彼；第二，新加入的7家社区卫生服务中心，与西电集团医院缺乏合作基础，由于行政隶属单位不同，社区卫生服务中心对于西电集团医院派驻的主任不认可，虽然同属于医联体理事会，但合作关系不紧密，其实质仍为松散型医联体。

其次是医联体内部各机构间缺乏利益共享机制。医联体政策实施过程中，牵头医院为重要实施者，由牵头医院主动进行人才流动、技术帮扶和资源下沉，而基层医疗机构则为被动接受者。然而医联体政策实施过程中，对于牵头医院的激励和经济补偿力度不足，多以机构考核等行政约束手段推动政策实施。在医联体政策实施过程中造成了以下问题：第一，由于未形成有效的激励机制和利益共享机制，牵头医院积极性不足，许多政策的实施出于完成行政任务与社会责任目的，因此政策执行效果大打折扣，就像参加体操比赛，许多规定动作仅以最低标准完成，造成一些政策措施流于形式，以专家基层坐诊为例，牵头医院为全院临床医务人员安排基层坐诊，而许多下派的外科专科专家在基层坐诊时，由于与基层就诊患者疾病谱不吻合，出现少有人问津的尴尬局面，造成专家资源浪费和患者对政策不满意等问题；第二，由于基层实行收支两条线制度，牵头医院自掏腰包，通过购买仪器设备、共享检查检验设备、专家坐诊等形式，为基层医疗机构增加经济收入，但牵头医院并无经济利益分成，长此以往，不仅限制了牵头医院对基层医疗机构扶助的积极性，也可能导致牵头医院变相从基层机构虹吸患者，以获得经济利益补偿，利益共享机制不完善，不仅使医联体政策效果大打折扣，还可能导致与医联体初衷背道而驰。

最后，医联体政策未调动医务人员参与的积极性。针对医务人员的调查结果显示，医联体政策实施后，医务人员工作量显著增加，工作压力加大，但工作环境与收入状况并未显著改善。医联体建设后，机构与医务人员间的利益共享机制未改善。特别是基层医疗机构的医务人员，一方面，由于基层医疗机构收支两条线的补偿机制，医务人员经济收入与医疗服务质量、数量无关，限制了医务人员服务的积极性，且公共卫生服务任务占据了基层医务人员绝大部分工作时间，医务人员出于自身利益考虑，并没有吸引患者去基层就诊的主动性；另一方面，由于基层医疗机构工作环境、晋升机制条件较差，收入水平低，就诊患者少，基层医务人员离职意愿强烈，医联体建设中对基层医务人员进行培训后，基层医务人员多考虑跳槽至医联体内上级医院，加剧了上级医院对基层优秀人才的虹吸。

6.2.2　基层医疗机构卫生人力吸引不足，资源短缺，服务能力不足

1. 基层医疗卫生机构人才招不来、留不住、干不好，制约基层能力的提升

卫生人力是影响基层医疗卫生服务能力的核心要素，其数量、质量和能力决定了基层医疗卫生服务的能力。但基层医疗卫生机构卫生人力面临"招不来、留不住、干不好"三大问题。

"招不来"的原因并非编制限制，截至 2016 年年底，西电集团医联体 8 家基层卫生机构空编 134 人，空编率达到 30.6%。招人难的主要原因，一方面在于招考的门槛较高，必须医学本科以上，招考方式不灵活，人社部门一年统一组织招考一次，且招聘时间与应届大学生找工作时间相比严重滞后，基层医疗卫生机构缺乏招聘自主权，导致基层医疗机构人才短缺。

"留不住"的主要原因是，无有效的激励机制，不能吸引有效的骨干人才，特别是基层急需的全科医生。基层医疗卫生机构现有薪酬制度、职称评定和晋升机制对优秀医学生、优秀骨干人才、全科医生的吸引力不足，难以达到基层业务发展要求和满足群众看病就医需要。

基层医疗卫生机构医务人员工作满意度低，离职意愿强烈。基层医疗卫生机构的薪酬制度导致医务人员收入水平与服务能力和服务数量不挂钩，医务人员收入满意度低。病人随着医生走的现象越演越烈。医保实行市级统筹后，患者就医选择自主权扩大，随着居民收入水平的提高，医疗费用支付能力提升，居民有能力追求更优

130

质的医疗资源，大医院在优质医生、医疗设备、就医环境方面有先天优势，毋庸置疑地吸引了患者就医，患者为了自身健康也希望得到最信任的医院、最信任的医生为其服务，倾向于选择城市大型医院。城市大型医院为了最大限度地接待患者及自身发展，不断扩建病房和床位，扩建的病房和床位所需医技人员，只能从基层医疗卫生机构大量招聘，大医院的工作环境、学术地位、薪酬待遇、设备配置等较基层存在优势，医技人员作为"经济人"，在基层工作条件差、患者少而自身诊疗水平需要通过积累临床经验来提高，因此在大型医院吸引下，医务人员倾向于离开基层医疗卫生机构，谋求更好的职业发展和经济利益，加剧了基层医疗机构人力资源匮乏、技术力量薄弱等问题。

"干不好"的主要原因是，医改目标"保基本、强基层、建机制"，医改财政投入仅面向基层机构，但病人和医生却向上涌。

缺乏有效的考核激励机制。政府对基层医疗卫生机构实行财政全额供养，基层医务人员的工资收入与医疗服务数量或治疗无关，医务人员工作积极性不高，虽然有"绩效考核"，但这种平均住院原则指导下的绩效考核，难以调动医技人员的工作积极性。调研显示，基层医疗机构的服务质量和效率较低，倾向于将病人转至上级医院来规避医疗风险。

医联体对于解决基层医疗卫生机构人员不足、对患者吸引力低的恶性循环效果并不显著。调查显示，一方面，牵头医院专家到基层定点带教和坐诊制度多出于完成单位工作任务，流于形式，无法弥补社区医院医疗质量和业务水平上的缺陷。部分社区反映，医院下派的部分专家与实际需求不符，基层医疗卫生机构就诊患者多为慢性病、常见病，外科医生专家坐诊不能解决患者的实际需求，且专家坐诊并未形成长效机制；另一方面，公立医院医务人员的事业单位编制，严重阻碍了医务人员的流动，医联体内医务人员多点执业制度尚不完善，公立医院医务人员到基层医疗卫生机构执医主动性不足，大多是在行政力量约束下完成工作任务。

强化公共卫生服务项目，弱化基层基本医疗服务。基层医技人员数量有限，空编较多。新医改后，强调公共卫生服务均等化，提出了13项公共卫生服务任务，这些任务占据了医技人员大部分工作时间，医技人员无暇提供基本医疗卫生服务。根据《卫生部办公厅关于印发医疗机构手术分级管理办法（试行）的通知》（卫办医政发〔2012〕94号）等政策规定，城市社区卫生服务中心不得开展任何手术及正常分娩，"六位一体"功能萎缩为"五位一体"，基本医疗服务功能逐渐削弱甚至消失，导致基层基本医疗服务能力进一步弱化，加剧了老百姓的不信任度。

"不信任基层医疗卫生机构医生的诊疗水平"是制约社区首诊和向下转诊的重要因素。在调查中，83%的患者表示不太相信社区医院的医疗水平，而且社区医院缺乏必要药物和检查设备，怕耽误病情，宁愿去牵头医院排长队也不肯去基层医疗卫生机构，同时对基层卫生机构的医疗条件也不太满意。这就形成了一个"患者信任大医院—大医院为满足需求必须扩张—虹吸基层卫生人力—基层机构缺人、缺药—患者不信任基层医疗机构—社区首诊、下转患者的双向转诊制度无法实现—医联体形同虚设—分级诊疗无法实现—"看病难"陷入死循环—患者大医院就诊"看病难、看病贵"—医保基金风险越来越大—基层医疗机构门可罗雀—服务能力越来越弱—患者越来越不信任基层医疗机构"的恶性循环。

2. 基层医疗卫生机构基础设施不完善，承接下转患者能力不强

根据2013年版《社区卫生服务中心、站建设标准》（建标163 -

2013），社区卫生服务中心设置应按照每千服务人口（指常住人口）设置 0.3～0.6 张护理康复床位。调研发现，基层医疗卫生机构存在护理康复床位短缺、缺乏检查必须设备、承接下转患者的能力欠缺等问题。

住院患者数量不足，存在资源浪费现象。医联体建立后部分社区卫生服务中心床位有所增加，住院服务人次随之增加，但除桃园社区卫生服务中心外，其他中心住院服务人次偏低，床位利用效率不高，存在医疗资源浪费现象。2016 年西电集团医联体仅有 43 例康复住院患者下转，基层床位不足、服务能力不强成为直接制约住院患者下转的主要原因。而对于服务能力较强的桃园社区卫生服务中心，已经开始呈现出"一床难求"的局面，患者排队预约住院至一周后，最长时间达一个月，床位资源有限也限制了患者下转。

西电集团医院通过扶助基层医疗卫生机构，合理配置医疗硬件，共享检查设备，建立信息共享平台，提高了基层医疗卫生机构的化验、检查能力。但由于机构隶属关系、经费限制、服务价格等问题，仪器设备购买和检查项目的开展存在一定障碍，导致医疗设备及专业技术人员配备不足，部分设备老化陈旧。基层医疗卫生机构缺少治疗必备的检查设备，成为患者不愿意选择社区首诊和向下转诊的重要原因。

6.2.3　医联体政策对患者基层就诊影响效果不佳

1. 居民对基层医疗卫生机构信任度不高，社区首诊遇冷

居民对基层医疗卫生机构信任度不足，患病后大都直接去城市大型医院就诊。

居民健康知识知晓率低，对疾病规律认知不够，在信息不对称的情况下，对基层医疗卫生机构医生的诊疗水平缺乏信任，随着经济水平的提升，以及居民对医疗服务质量的要求不断提高，加之基本医疗保障水平、统筹层次的提高，使患者拥有更多就医选择自由权，看病就医趋高、趋大、趋上，在加剧"看病难"的同时加重了"看病贵"。自20世纪90年代至21世纪初，政府对公立医院补偿不足，公立医院在市场化发展趋向下，为了追逐更高的经济利益，规模急剧无序扩张，占据了更强势的市场地位，且呈现愈演愈烈之势，对于重特大疾病和多发病、常见病通吃，"虹吸"患者的同时也在"虹吸"基层优秀人才，使得基层医疗卫生机构的技术力量更加薄弱，发展难以维继，形成强者越强、弱者越弱的马太效应。

从社区居民就医习惯角度看，社区居民普遍对于去基层医疗机构就医意识淡化，对基层诊疗水平不认可，认为药品种类不全，缺乏对基层医疗卫生机构的信任，因此直接去大医院就医，有病去大医院的思想是相对牢固的。在调查中，83%的患者表示不太相信社区医院的医疗水平，社区医院缺乏必要的药物和检查设备，怕耽误病情，宁愿去牵头医院排长队也不肯去基层医疗卫生机构，同时对社区医院的医疗条件也不太满意。

尽管医联体为牵头医院与基层医疗卫生机构搭建了互通的桥梁，但因没有落地、可操作的人事制度、绩效机制，无论是牵头医院为基层医务人员提供进修培训机会，还是由牵头医院下派医务人员到基层开展带教培训，对基层服务质量的提升帮助十分有限。因此，医联体政策实施后，对于提升基层医疗机构的服务能力，改变居民的就医行为和流向效果不直观，"小病在社区、大病到医院、康复回社区"的医疗卫生服务格局尚未形成，居民对于政策效果感受并不明显。

2. 居民对医联体知晓率不高

调查显示，居民对医联体政策知晓程度较低，接近半数受访者表示没有听说过医联体，近九成受访者不知晓转诊绿色通道。虽然受访者对医联体知晓度不高，但经调研员解释，八成受访者对医联体政策表示支持，赞成双向转诊。

这说明医联体政策宣传效果不佳，当前社会主流媒体和行政部门对政策宣传不到位，医务人员对于宣传和实施医联体政策和引导转诊发挥关键作用，但对医联体理解和落实不足。调查显示，由于信息不对称，牵头医院医务人员下转引导不足，多数患者，特别是手术或慢性病住院患者对于下转至基层康复治疗的形式缺乏知晓渠道，双向转诊制度在落实上发生困难。

3. 缺乏统一的双向转诊标准

医联体内部各医疗机构的技术水平参差不齐、功能定位不清晰，导致双向转诊缺乏规范性。调查显示，上转至西电集团医院的患者占医院总诊疗人次比例为 2.49%，基层医疗卫生机构上转患者占基层总诊疗人次比例为 3.18%，西电集团医院下转患者占医院总诊疗人次的比例为 1.64%，基层医疗卫生机构接受的下转患者占基层总诊疗人次的比例为 1.85%。

医联体缺乏利益共享机制。由于"双向转诊"尚未建立利益均衡的共享机制，基层医疗机构不愿主动接收患者，大医院为维持自身正常运营，加之趋利动机，对于患者吸收意愿强于下转意愿。一方面大医院在自身床位尚未住满的情况下，不愿将慢病患者或康复患者下转康复；另一方面基层医疗机构在床位、技术、药品、专业人员等方面与上级医院对接能力不足，无法承担下转病人后期康复护理工作，轻则影响患者康复，重则延误治疗，加重病情。

医联体缺乏分工协作机制。首先，医联体内各医疗机构缺乏清晰的功能定位，各级医疗机构诊疗范围、基本服务包尚未制定，牵头医院与基层医疗卫生机构缺乏科学、合理的分工协作机制，转诊条件和标准不清；其次，缺乏指导意见和监督考核办法，政策措施规范性、可操作性不强，考核指标多为定性指标，缺少定量指标，对医联体的执行和效果评估监督考核也无章可循。

转诊机制不顺畅。调研显示，西电集团医院下转患者需先出院结账，再在基层医疗卫生机构重新办理入院手续，违背了简化转诊患者就医流程、减轻患者负担的转诊原则。

6.2.4　保障机制不配套，未形成多方协同治理局面

医联体建设不仅需要卫生部门发挥作用，还需要财政、医保、医药相关部门协调合作，以卫生部门为主导的医联体政策实施，面临多部门利益协调的问题，协同治理局面尚未形成。根据医联体和分级诊疗政策设计，医联体保障机制涉及财政补助、激励机制、医保政策、药品使用、考核监管等问题。针对医联体的调查显示，由于医联体内各级机构隶属于不同部门，有不同的行政管理部门、级别和功能定位，人员编制有限制，财政补偿执行标准不同，保障机制在医联体执行过程中衔接性差，在一定程度上削弱了医联体的政策效果。具体包括以下几方面。

1. 缺乏创新的财政补偿机制

虽然在行政命令下建立了医联体，但医联体内各医疗机构资金补偿渠道并未发生变化，一般公立医疗机构从相应隶属的政府部门

得到财政补助。在原有财政补偿制度下，公立医院运行良好，对于参加医联体的愿望和积极性不强。从与西电集团医院负责人的访谈中得知，西电集团医院出资为基层医疗卫生机构配备了部分仪器设备，耗资 150 万元建立了信息共享平台，并为基层医疗服务中心留下信息接口，便于信息互联互通，但政府并未对西电集团医院提供相应的补助和优惠政策。鉴于西电集团医院在医联体推进过程中的积极表现，陕西省卫计委在"创先进"工作单位评比中对其颁发了奖励资金，但并未设立定期补助的专项资金。牵头医院积极性不高，一旦政府放松对医联体的行政要求，公立医院更倾向于不作为甚至脱离医联体。

基层医疗卫生机构"收支两条线"的制度，一方面严重挫伤了基层医生提供医疗服务的积极性，医疗服务质量、数量与基层医生个人收入不挂钩，工作积极性不高，加之公共卫生任务占据医务人员大部分时间，造成基层医疗卫生机构医技人员无暇顾及基本医疗服务；另一方面挫伤了牵头医院帮扶基层医疗卫生机构提升服务能力的积极性，访谈中发现，牵头医院帮扶下的专家坐诊、购买检查设备、提供标本检查所获得的经济收入全部归于基层医疗卫生机构财政收入，对牵头医院并无相应的激励机制，缺乏合理的利益共享机制，牵头医院只是提供义务帮扶，对医联体长期发展不利。访谈中发现，政府并未设立医联体专项资金补助基层医疗卫生机构。西电集团医联体建设过程中，牵头医院与基层医疗卫生服务机构间属于托管关系，但双方仍然属于财务分离的独立法人机构，双方财政补偿是两条平行线，缺乏应对医联体上转、下转患者的财务分享机制，带来"看病手续烦琐"的问题。

2. 医保支付政策不配套

医联体建设过程中，医保在促进分级诊疗过程中，医保支付方式、支付手段不配套等使得医保经济杠杆作用未能得到有效发挥，相反，甚至阻碍了医联体政策效果。

医保政策为配合医联体建设所设置的激励性和约束性政策力度不足。约束性政策仅针对的是统筹区域外就诊非定点医疗机构，激励性政策仅涉及上转患者补交起付标准差额。访谈中还发现，对于转诊病人和直接到大医院就医的病人，在医保报销方面并无明显差异，医保的经济杠杆作用不明显，医保政策对转诊患者激励实际效果不明显。

医保转诊手续烦琐。双向转诊患者需要先办理出院手续和医保结算，再到接收医疗机构办理住院手续，医联体内部医疗信息、医保信息未实现互联共通，流程较为烦琐。

3. 基层药品管理制度不符合居民需求

调研发现，基层医疗卫生机构缺少药品成为患者抵触基层首诊和向下转诊的主要原因。基层医疗卫生机构药品种类较少，调查显示，牵头医院销售的药品达到了 700 余种，而 8 家基层医疗卫生机构的药品种类平均只有 238 种。国家基本药物制度规定，基层医疗机构 100% 使用基本药物目录内药品，下转康复患者用药连续性无法保证，药品"三统一"政策，药品配送企业对于利润低的常用药、便宜药不愿配送，药品生产企业逐渐淘汰利润低的常用药、便宜药，导致基层医疗机构基本药品供应不足。调研中部分患者反映，基层医疗机构药品疗效欠佳，极大地影响了基层医疗机构的诊疗水平。医务人员调查结果显示，61.8% 的基层医生认为现有药品不能满足治疗需求。

基层医疗卫生机构药品不全，给患者尤其是老年患者带来极大不便，部分下转患者康复期使用的药物无法在基层医疗机构购买。

4. "孤岛"式信息系统无法实现医联体内信息共享

医联体高效运行靠的是信息化。调研结果显示，40%的患者对于医联体医疗机构之间的信息沟通与共享不满意，医联体中各家医疗机构的信息系统相互孤立，因各家医疗机构间信息系统供应商、技术架构和数据标准不同，信息化建设差异大，短时间在医联体内构建统一信息平台难度大，无法整合医疗服务和共享医疗信息，对于双向转诊绿色通道建立、患者档案交流管理、急危重症会诊、疑难疾病检查结果探讨等都造成了影响。因此，建立一个医联体层面的信息系统平台成为亟待解决的问题。另外，家庭医生事业发展需要信息化技术手段的支撑，实现健康管理信息系统和就医诊疗信息系统的互联共享，但受制于信息分割，预防保健和基本医疗服务管理各自分割独立，缺乏连续性服务，健康管理对于提升居民健康水平、减少疾病发生作用效果不佳，家庭医生未能及时将病人分流至不同的医疗机构，导致家庭医生"健康守门人"的角色缺失。

第 7 章

国外经验借鉴与对策建议

7.1 国外经验及对我国的启示

7.1.1 国外医联体模式经验

1. 美国模式——医保核心的打包付费制

美国近年来兴起的整合医疗服务网络（Integrated Delivery Networks，IDN/Integrated Delivery System，IDS），将不同层级的卫生保健机构或工作者联系起来，是有组织的、协同的、相互协作的服务网络，为特定的患者人群和社区居民提供配合协调、纵向连续统一的医疗服务。其最大的特点在于整合医院、医生、保险三方资源，实现筹资及支付功能与服务及资源提供方一体，形成利益共同体，注重提高医疗质量，改善会员健康，将病人、保险和医疗导向共同有利的方向。连续性医疗集团、医保打包付费制度和家庭医生制度，成为整合医疗服务网络的三大基石。

凯撒医疗集团是美国最大的整合式医疗机构之一，至今它已经历了 75 年的发展历程。凯撒集团整合了医院、医生、保险三方面的资源，自身同时充当医疗供给方和资金支付方的角色，形成产业闭环，有效地避免了传统医疗模式中医疗机构为追求利益最大化而造成的资源浪费和成本提高。居民购买凯撒保险，等于购买凯撒的医疗服务，变成"凯撒医疗会员"，会员付费给保险公司，医院提供就诊场所，医生提供诊疗服务，保险公司承担会员在系统内的支出。医疗机构和保险公司成为利益统一体，提供服务后的结余资金可以在集团内部进行再分配，改变了在按项目付费方式下，医疗机构缺乏节约资金动力的问题。而且，患者医疗费用的降低，意味着提供服务后的结余资金的增加，这就使得医院和医生更加注重会员的健康管理和疾病预防。会员少生病，集团就能多盈利，会员与集团是共赢关系。美国凯撒集团的医疗费用增长速度和人均费用在美国各大医疗集团中是最低的。

全科医师团队建设及基层医疗功能定位。凯撒医疗集团重视健康管理，强调服务质量，通过一体化、协同化的医疗服务体系为患者健康保驾护航。普通专科医生、全科医生和医疗辅助人员能解决 80%～90% 的医疗问题，医学中心、高级专家解决 10%～20% 的医疗问题，这样可以提高人力资源的总体配置效率和利用效率。美国实行家庭医生制度，通常每个家庭都有对应的家庭医生，他们负责对患者初步诊疗，此外还参与每年 1～2 次的家庭成员健康体检。90% 的医院都设有门诊部，患者不一定需要家庭医生的转诊单，就可以直接去大医院门诊部就诊。

建立以服务满意度为导向的激励机制。不同于美国的普通医生，凯撒集团的医生工资有固定数额，不按照病人数量多少或出诊率计算。同时，每个团队成员（不仅仅是主治医师）都会收到来自同事、领导、患者在服务质量、医德、团队贡献和患者满意度方面的评估，表现良好的医生将获得 6%～9% 的奖金。因此，医生不会在利益驱使下为患者做不必要的检查，开不必要的药品，或为了提高患者数量而降低服务质量。

信息共享。电子病历系统（KP Health Connect）是世界上最大的民用电子健康系统，系统详细记录了病人的资料，包括病史、化验报告、诊断情况、用药情况等，利用数据库，医务人员能有效避免重复的询问和检查，提高工作效率和针对性。凯撒集团还专门为会员设计了一个掌上 APP，即 My Health Manager，会员可以通过苹果或安卓系统访问该应用，实时了解自己的医疗信息，选择医生，预约时间，查询检查结果，对自己的诊疗有任何问题也可以向医生提问。利用信息化手段，真正实现了以病人健康为中心的全方位、全生命周期健康管理。"信息化＋公立医院体系"应该是中国未来的发展方向。

2. 英国模式——初级医疗保健和严格的三级诊疗结构

分工明晰的国家医疗服务体系。在英国，初级卫生保健网络、地区综合医院和三级医院共同组成了英国国家医疗服务体系的网络结构（National Health Service，NHS），该系统于 1948 年建立。英国公民依靠国家医疗服务体系享受公费医疗服务，保障了健康水平。在英国，医院联合体内明确了不同级别医疗机构的经济关系，三级医疗服务体系保障区域内居民的健康水平，公众更多地参与到医疗保健服务的决策中，医疗服务机构免费或低价格向国民提供服务，包括社区基本服务、住院服务、急诊服务、特殊专科医疗服务等。英国国家医疗服务体系 NHS 作为一种相对规范严格的三级诊疗结构，第一级卫生保健网络以社区诊所为主体，由开业医生（全科医生）和开业护士提供最基本的医疗保健服务；第二级地区综合医院通常是一个地区的医疗中心，提供综合和专科医疗服务；第三级医院为跨区的综合医院，其中的专科医生负责紧急救治和疑难病症的诊治，并承担科研任务。基层医疗服务主要由全科医生提供，专科医生提供二级医疗服务，三级医疗服务是更高级的专科服务。

英国通过整合医疗网络（Integrated Care Network，ICN）建立了从社区卫生服务中心到郡医院再到区域医院的三级网络。提供了更加协调的社区转诊服务，推动以临床为导向的综合服务，鼓励对于健康促进、诊断和治疗的投入。ICN打破组织界限，针对注册人口健康的临床和财务问责制进行整合，主要做法包括初级卫生保健之家（Primary Care Home，PCH）和一站式医疗与社会照护服务。前者以全科医疗为基础，承担90%的卫生保健服务，支持自我保健、家庭保健和长期护理管理，并与公共卫生工作相衔接；后者将原来分割的医疗服务整合为社会照护体系，为患者提供一站式医疗服务。

医院托拉斯。通过联合兼并，将各个医院的所有权进行融合，形成具有单一最高独立法人地位的医院集团，采取董事会领导下的院长负责制，董事会负责决定医院的管理层结构，院长负责医院的日常管理。英国模式优点在于将医院管理与医疗服务体系相分离，有利于患者得到更全面的服务，在一定程度上解决了医院因利益问题将患者留置的现象。但是其缺点在于逐级向上转诊的制度将在一定程度上耽误救治时间，可能会不利于及时发现患者的病情。

强制性转诊约束。英国1946年颁布《国家卫生服务法》，明确规定一般情况下患者需通过全科医生才能到二级医疗机构就诊。居民需要在初级医疗机构完成登记，并接受一名指定的全科医生的诊疗；除急诊外，仅当全科医生确实无法进行和完成诊治的情况下才会开转诊单，将患者转移到地区综合医院或跨区综合医院继续完成治疗。社会医疗保险也积极配合这项制度的实施，即居民只有遵循此制度才能享受免费的医疗保障。

家庭医生。英国的初级卫生保健由全科诊所提供。全科诊所一般由单个或几个全科医生私人开业，为所在社区居民提供全科医疗服务。家庭全科医生很好地充当了医疗保险制度的守门人。因患者必须通过家庭全科医生才能转诊到二级医疗机构乃至三级医疗机构，所以，对大部分国民而言，最常接触的是全科诊所，他们也最熟悉居民的身体状况，使得大部分健康问题在基层得以识别和控制，而不至于发展到大病重病，也节约了医疗资源。英国的整个卫生制度都是围绕全科医生设计的，全科医生在卫生体系中占据主导地位。全科医生可以治疗居民所患的大部分疾病，遇到确实无法治疗的某种疾病时，才向专科医院或综合医院进行转诊，英国的专科医院不设立门诊部，一级、二级医院的门诊部只接受由全科医生转诊的病人。英国每年有800多亿英镑都用在全科医生服务体系上，90%的患者可在全科医生的帮助下接受治疗而无须到专科医院就诊。英国仅用了占GDP 8%的卫生费用，达到了美国占GDP 17.5%的医疗效率。由此可见，家庭医生制、"高精尖"的全科医生培养正是英国分级诊疗成功的关键。

3. 德国模式——机构分级和强制首诊模式

德国政府通过医疗区域划分，在全国数百个"区域性医院服务体系"内，按标准设置了四级医疗机构，提供不同层次的医疗服务，转诊需从低级医疗机构往高级医疗机构转。德国的医疗服务体系分为四部分：一是开业医生，主要负责一般门诊检查、咨询等；二是医院，负责各种形式的住院治疗；三是康复机构，负责经医院治疗后的康复；四是护理机构，负责老年以及残疾者的护理，德国各级医疗机构分工明确，开业医生主要负责一般门诊检查、咨询；康复机构负责经医院治疗后的康复等，尽管病人在转诊时可以自由选择就诊医院，但是会遵循由低级到高级的原则，病情稳定后，医院会及时将病人转回诊所或慢性病护理机构进行护理或康复治疗。德国各州按照自身的情况进行区域卫生规划，组成由1所最高服务级医院、2所中心服务级医院、6~9所跨社区服务级医院和5~10所社区服务级医院的"区域性医院服务体系"。德国各级医疗机构分工明确，门诊服务由独立的开业医师和社区医院负责，大型医院通常不开设门诊，只提供住院服务，出院后观察及康复治疗仍由社区医院等负责。

强制家庭医生首诊制。德国是社会医疗保险制度的典型代表。德国《健康保险法》明确规定实行家庭医生首诊制，通过法定医保的购买权强制要求患者在社区首诊，如有必要住院由首诊医生开具转诊手续。首诊医生会对病例等资料进行详细记录后传给医院，医院不再对病人进行重复检查，直接依据基层医疗机构提供的医疗信息和检查结果，对病人做相应的治疗。这样降低了大医院的成本，节约了医生的时间，避免了医疗资源的浪费。

重视预防保健。德国实施的疾病管理计划（DPNs）通过加强慢病管理中、初级治疗与专科治疗、门诊治疗与住院治疗间的协作，进一步促进慢病患者的早期健康干预与沟通，重视医疗质量，并降低医疗成本。

4. 日本模式——病床分类转诊模式

1948年日本颁布了第一部《医疗法》，根据人口、地理、交通等各种因素，设定了三次医疗圈，从一次到三次分别提供便捷的门诊服务、住院服务、"高精尖"的住院服务。

日本将医疗机构分为三个等级，即一级医疗圈、二级医疗圈和三级医疗圈。其中一级医疗圈为居民提供门诊服务，二级医疗圈主要提供住院服务，三级医疗圈主要提供"高精尖"住院服务。

与我国相比，日本分级诊疗制度实施效果具有三大特点：第一，基层医疗机构起"健康守门人"作用，患者多在基层就诊，病情较重再转诊至公立医院，2010 年日本公立医院门诊诊疗人次与住院人次比为 1.94，即到公立医院就诊的门诊病人中约 50% 转住院治疗，而同期我国二级、三级医院该比例为 5%；第二，县域内就诊率高，如静冈县 2009 年国民健康保险（类似于我国城乡居民医保）参保人群中 96.4% 在县域内就诊；第三，双向转诊制度完善，转诊率高，日本还将医院的病床进行了分类，加强了双向转诊制度的建设，转诊分为三类，即诊所间转诊、诊所与医院间转诊和医疗机构与养老机构间转诊。

为加强分级诊疗双向转诊建设，在对地域医院支援医院考核中，设置双向转诊率，即来院初诊患者中凭诊所（或其他医院）介绍信转诊患者比例达 80% 以上，或向上转诊比例达 60% 且下转诊比例达 30%，或上转比例达 40% 且下转比例达 60%，确定为地域医院支援医院后可获得相应财政专项补助和医疗价格加算。若满足门诊患者中转诊比例 30% 以上、平均住院日小于 20 天、门诊患者和住院患者比例小于 1.5 的条件，医院每床日最多加收 2500 日元。除对医疗机构激励外，对患者也有激励约束机制，患者需凭诊所医生介绍信才能到上一级医疗机构进行治疗，如果跳过一次医疗圈而直接选择二级、三级医疗圈治疗，则需缴纳额外费用（全部自费）。

与我国类似的是，日本尚未建立家庭医生制度和法律强制的转诊制度，此外日本与我国同样也面临着城市化进程和患者就医习惯带来的医疗卫生资源配置不平衡与患者就医病人流向不合理等挑战，而日本老龄化水平居世界第一，面临着老龄化、慢性病等挑战，也是我国在当前及未来要面临的严峻考验。日本通过设定三级医疗圈、对医疗机构进行等级和功能分类、划分"特定机能病院"和"疗养型病院"、设置双向转诊考核指标，针对医疗机构与患者进行双向激励，不仅能为医院增加收入，同时也能对患者的就医选择起到一定的积极引导作用。日本的经验表明，三级医院取消门诊、规范转诊流程等，都是分级诊疗值得探索的模式与做法。

5. 澳大利亚模式——严格的全科医生转诊制度 + 公立医院统治模式

澳大利亚已经建立了一个覆盖全民、人人受益的医疗服务体系，被认为是世界上医疗服务最完善的国家之一。澳大利亚形成的三级医疗转诊服务体系对我国发展分级诊疗有一定的启发和借鉴作用。其具体做法包括以几个方面：

第一，构建完善的全科医生薪酬绩效制度和激励约束机制，允许全科医生以私人开业的形式出现，全科医生的收入主要来源于联邦政府医疗看护补贴计划（Medical Supervisory Allowance Care，MSAC）的直接拨款，收入与签约服务的量及服务效果挂钩。同时，澳大利亚皇家学院（Royal Australian College of General Practitioners，RACGP）制定了 RACGP 全科医疗绩效考核标准，将其作为评价和改善全科医疗服务质量的工具。保障了诊疗服务、患者权利需求、安全、质量改善等，增强了患者对全科医生的认同感和满意度。

第二，实行严格的社区首诊和转诊制度，重视基层社区卫生服务机构建设，由州政府和联邦政府联合拨款；建立了完善的社区卫生法律制度，规定居民首诊必须接受社区全科医生服务，实行严格的三级转诊医疗服务体系，只有全科医生不能诊治的患者才能转诊到上一级医疗机构，康复期的患者转诊也要实行严格的自上而下的转诊方式。各级医疗机构之间统一了严格的转诊执行者、转诊有效期、转诊流程、转诊患者评估与管理计划等转诊标准，转诊渠道畅通，为患者提供连续性服务，保证了患者治疗的连续性。

第三，建立完善的医疗保障制度，包括覆盖全民的医疗照顾（Medicare）制度和药品照顾（Pharmaceutical Benefits Scheme，PBS）制度，患者在全国任何社区诊所和公立医院免费享受同等质量的基本医疗服务，但在公立医院以公费身份就诊时，无权选择医生和病房，也不享受优先住院和治疗服务。澳大利亚的医疗照顾制度的核心在于全科医生"守门人"制度，重要的考虑在于合理利用住院服务，控制医疗成本。

第四，健全卫生信息化系统，将卫生决策支持系统（Health Decision Support Systems，HDSS）作为卫生信息化建设的重要组成部分。目前，在国家 E - Health 发展战略的推动下，澳大利亚研究出了最具代表性的六大卫生信息决策支持系统，分别为：电子处方系统、医疗顾问系统、初级卫生保健工具栏、全科医生伙伴系统、商业智能系统、Health Insite。这六大系统使澳大利亚整个医疗服务体系运转更加便捷高效，提升了整体医疗卫生服务的质量和水平。

第五，建立公立医院联盟形式。澳大利亚全科医疗服务渗透到不同性质、规模的卫生服务机构中，"守门人"制度还鼓励各社区卫生服务机构以地域为单位，签订协议形成联盟，为居民提供"一站式"服务。澳大利亚政府按照区域划分，将一个区域内的所有医疗机构和医疗资源全部划归给这一区域内的公立大医院管理，享有独立法人地位。组成区域化的医疗服务机构联合体，有利于公立大医院调派自己区域内的医疗资源，划分不同的服务中心，为不同需求的患者分流服务。

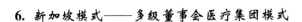

6. 新加坡模式——多级董事会医疗集团模式

新加坡卫生部于 1985 年开始对下设的国立医院进行重组，截至 2000 年，共重组了 15 家医院，形成了相互竞争的东部和西部两大医院集团，即国立健保服务集团和新加坡保健服务集团，进一步整合了政府公共部门的医疗保健服务，在资源层面上实现了集团内部各医院间的大范围合作与共享，同时在两集团间建立有效的良性竞争机制，促使集团建立更加完善的医疗服务机制。

第一，法人治理结构，集团所有权归政府，管理权归集团所有。由卫生部控股，政府在具体运营和管理上赋予集团较大的自主权，所有成员单位拥有经营自主权，要求集团不得以营利为目的同时自负盈亏，以此确保集团可以利用有限的政府投入承担国民保健任务。各成员单位代表组建董事会，负责集团的战略方针制定和重大事项决策。董事会下设 8 个职能委员会，对财务、人事、医疗服务、安全监管、信息技术等方面进行管理。高级管理层由董事会任命，负责集团的日常运营与管理，政府对集团的床位数、价格和昂贵仪器的采办等有监督权、控制权，并且将服务提供者和购买者分开，即医院只承担提供医疗服务的责任，不承担药品和大型设备采购的责任。

第二，资金补偿形式，总额付费制规范医疗服务行为。综合考虑各类因素，根据医院的级别类型、科室构成、病房人数、诊疗人次，实行逐年调整的动态补偿政策，医院超过预计总量的部分将从补贴中给予扣除。目前，新加坡政府采用集团内部按病种和总额预付的付费方式，大约有 70 种疾病是以病例组合的方式付费，剩下的疾病是以打包付费的方式拨付给医院，在强调节约医疗成本、提高资源利用率的同时，又可以弥补医疗服务供给不足的缺点。除直接拨款外，新加坡政府还通过保健储蓄、保健双全计划和保健基金间接影响医疗服务行为。在同一医疗集团内，医院为了节省费用，主动下转患者，医院之间的利益平衡得到了较好的保障。

第三，集团内部全面推进医院信息化建设。新加坡政府重视医疗机构信息化建设，集团内的各成员单位可以共用患者的健康档案、检查结果与病历资料，为双向转诊与长期护理的实施提供了保障。医疗信息的公布与共享对于减少医疗费用、降低医患之间的信息不对称和提高服务质量发挥着重要作用。

第四，为提高基层医疗机构的服务能力，缩小集团内部不同医疗机构间的水平差异，新加坡卫生部要求所有医疗机构参与包括医疗安全、患者满意度、急诊护理、临床治疗在内的国际品质指标计划（QIP）。目前，新加坡是世界上唯一一个综合性医疗机构全部通过 ISO9000 与 JCI 认证的国家。统一规范的服务标准不仅提高了新加坡医疗集团的整体绩效与服务能力，同时还减小了基层首诊与分级诊疗带来的阻力。

集团内部的公立医院自主性比较大，政府与集团、医院三方监督有利于控制医疗成本，但多头管理可能会造成医院的效率低下等问题。对患者来说，能够以较为实惠的价格享受到新加坡的医疗服务，但是医疗服务的效率比较低。

7.1.2 相关启示

1. 提升基层医疗卫生机构的服务能力

当前我们基层医疗卫生机构的服务能力比较薄弱，基层社区卫生服务机构的医护人员学历、技术水平整体偏低，医疗设备数量少且简单，难以满足常规的检验检查，基层医疗卫生机构的资质和能力也难以吸引高水平的医生。要改善这一状况，可通过内部培养和外部引进两种方式来丰富基层医疗服务队伍，两手抓。一方面，内部培养，可通过财政专项计划开展免费的培训活动，对现有基层医疗服务人员进行继续教育和技能培训，全面提升现有基层卫生专业技术队伍的整体能力。另一方面，可借鉴英国经验，鼓励大医院医生或退休医生开办全科诊所，为患者提供高质、便捷的全科医疗服务。英国就允许住院专科医生同时开办私人诊所，从而更好地发挥他们的专业技能。此外，一些国家的基层卫生机构的硬件设施也十分先进，如在美国近 4% 的联合诊所有核磁共振成像（MRI）设备，30% 以上的诊所拥有临床实验室和放射科。这样，已有的社区卫生服务中心加上全科诊所，就能建立起符合公众需求的基层医疗卫生服务网络。

2. 重视对全科医生的培养

强大的全科医生队伍在基层构筑了居民健康的第一道安全网，保障了分级诊疗的顺利进行。国外对全科医生的培养有严格的规范与科学的程序，但我国对全科医生的培养却不够重视，我国当前医学教育注重对专科医生的培养，缺乏全科医生的培养体系，也导致了现在基层医疗机构全科医生业务素质与医疗水平普遍偏低的局面，并最终导致了患者对于基层医疗机构的不信任。重视全科医生的培养可分为几个方面：一是短期内采取措施，加强对现有全科医生的再培训，创造更多的机会让基层全科医生有更多的机会到三级医院进行专业培训，不断提高自己的医疗诊断水平，解决当务之急，同时，进一步推行医生多点执业制度，加强三级医院和基层医疗机构的合作，让更多的专家到基层坐诊，为患者提供医疗服务；二是采取长远措施，要改革当前的医学教育体系，加大政策鼓励和财政支持使高校全科医学专业能全面发展，并做好全科医生的继续教育，此外要改革全科医生薪酬制度，使全科医生的薪酬标准和职业发展不低于专科医生，这样才能吸引更多优秀的医护人员从事全科工作。

3. 加强公立医院的改革，积极探索医疗联合体的建设

我国当前优质医疗资源过度集中于大城市、大医院，这是造成居民不愿意到基层医疗机构就诊的重要原因。因此，分级诊疗的顺利推进，还需要对公立医院进行改革，探索建立医疗联合体（以下简称"医联体"），整合地区医疗卫生资源，把同一地区不同层级的公立医院联合起来，成立医疗联盟或医疗集团。医联体内资源共享、分工协作，服务、责任、利益、管理一体化，医联体内患者可双向转诊，能享受到大医院的专家社区坐诊、远程会诊等服务。

在医联体的建设中，三级公立医院要发挥引领带头作用，利用其技术、人才和资源，技术帮扶、对口支援基层医疗机构，通过学科共建、临床带教、人才培养、业务指导、教学查房、科研项目协作等多种方式提升基层医院的水平。三级公立医院要逐步减少普通的门诊服务，医院将其优质资源主要集中于疑难杂症的处理，逐步把常见病、多发病和康复期患者下转。

4. 医保付费制度的配套支持

鼓励患者到基层就诊，还需要医保付费制度的引导和配合。通过医疗保险法律作出规定：患者必须到全科医生处首诊，在需要时，经由全科医生转诊到上一级医疗机构，否则其就医费用医保不予支付。为鼓励患者到基层医疗机构就诊，医疗保险待遇支付适当向基

层倾斜，可提高基层就诊的医保支付比例和范围，鼓励患者就医时理性选择。

在医联体中，医保机构实行总额预付制，每年医保部门支付给医联体的医疗费用总额是一定的，如医保基金有结余，就归医疗集团支配，超支了则由医疗集团自行承担。为节省费用，医疗集团尽量把常见病患者留在基层，形成科学的分工协作体制，便于分级诊疗的推行。把全科医生制度建设、提升基层医疗服务能力和公立医院的改革结合起来，两手抓。同时还需要通过医保制度安排引导居民合理的就医需求。

取消三级医院门诊服务，引导患者合理就医，切实明确我国三级医疗机构的定位及其职能，让各级医疗机构能够最大限度地发挥其作用。从德国、英国和日本的实践可知，大型医院不向患者提供门诊服务，是分级诊疗实行过程中较为有效的方法。由于现在居民生活水平不断提高，当人们觉得身体不适时都会到医疗服务条件较好的三级医院就诊，造成三级医院门庭若市，一号难求，而基层医疗机构却门可罗雀。如果在我国同样采取三级医院取消门诊这一对策，对于分级诊疗的推进必定会具有十分重要的意义。

5. 建立标准化转诊制度

标准化的转诊制度未建立，是导致我国转诊不畅通的重要原因之一。我国现在的转诊率是向上转诊远高于向下转诊。由于医院想从患者身上赚取更多的利润，再加上患者对下级医院的不信任，导致了"大医院康复诊疗的病人人满为患，而基层医院医疗资源却大量闲置"的局面。所以，国家必须要建立一套合理的转诊流程和标准，在实施过程中对其进行严格监管，并建立科学合理的奖惩制度。

很多发达国家都采取了"社区首诊、双向转诊"的分级诊疗制度，有力地推进了整合型医疗服务的实施。从英美等双向转诊制度运转状况良好的国家和地区来看，必须明确转诊标准和转诊流程。确定转诊标准的前提是，不同医疗机构的职能得到合理划分。因此，政府一是要进一步强化各级医疗机构的功能定位，按照分级诊疗的制度要求明确医联体内三级医院、二级医院和社区医院的职责定位。基层社区卫生服务机构负责预防保健、高危人群的疾病管理、基层医疗服务以及住院患者回到社区后的长期康复管理；高等级医疗机构则负责专科病和疑难病的诊断治疗，并承担科研与人才培养的职责。二是国家和区域医联体内部应制定具体的转诊管理办法，确定转诊原则、转诊标准和转诊流程等，简化转诊手续，强化进行转诊医疗机构的联动与沟通，健全监督机制、激励机制、惩戒机制。三是应加强对市民社区首诊的政策引导。例如：可以通过调整医保政策吸引市民首诊在基层；从社区医院向上转诊可适当降低医保起付额；在社区医院就医的患者可适当提高报销比例。四是积极探索区域医联体的总额预付以及按病种、按人头、按服务单元等多元支付方式的改革。此外，还可通过多种媒介渠道宣传国家关于对医疗服务整合的相关政策，加强分级诊疗理念的引导和舆论宣传，逐步改变居民的就医观念。

6. 发挥互联网的医疗优势，建立并完善居民健康档案

国外的实践经验表明，建立和完善居民健康档案在转诊过程中具有必要性和重要性。医生通过对患者健康档案的分析，可全面了解患者的既往病史以及用药禁忌等，这不仅能免去很多不必要的检查和问诊环节，同时还可在一定程度上避免医生与患者之间由于信息不对称造成的麻烦。与身份证户籍系统挂钩，建立一个"从摇篮到坟墓"的居民健康档案，应该是一个不错的选择。即患者到医院

看病就医时，必须用居民身份证挂号，才能得到医生的诊治。如果将居民健康档案与身份证系统挂钩，那么医生在对患者进行问诊时，只要输入患者的身份证信息就能看到患者从出生到现在的健康档案，这对于医生全面了解患者的病情，减少信息不对称带来的负面影响必然大有裨益。

建立医疗联合体内部的信息平台，以实现远程医疗会诊、检验检查结果互通互认、在线技术指导等业务。充分发挥互联网医疗的纽带作用，搭建医疗联合体内部统一使用的医院信息系统（HIS）、病理检疫与影像判别系统、电子健康档案系统，实现医疗联合体内部成员之间的信息共享，减少双向转诊过程中可能产生的重复环节。在利用互联网医疗技术的基础上整合线上线下资源，保证包括诊疗前、诊疗中、诊疗后在内的各医疗服务环节的有机融合，优化医疗服务流程，提高联合体内资源的利用效率。同时基于一体化信息服务网络，由核心医院对医疗器械、一次性材料和试剂、所需药品进行统一的招标采购和配送，通过竞争招标来降低成本费用，减轻患者的疾病经济负担。

7.2　对策建议

7.2.1　建立利益共享激励机制，调动各执行主体积极性

医联体现有理事会管理机制设计及运行符合政策设计及规范，但应加强落实理事会管理职责，在医联体日常运行中发挥作用，避免流于形式。此外应设立监理会，对理事会和管理层的权力形成有

效的监督与制约。

医联体的执行效果考核与落实需要完善的绩效考核机制，综合运用定性与定量指标，分解政策目标，重点考核医联体医疗资源下沉、转诊效果等，并将考核结果作为医联体内财政补偿、人事任免、评优评先等的重要依据，推动医联体的切实发展。

完善制度设计，建立医联体内各相关主体利益共享机制，形成激励相容性，调动执行主体的积极性，推进政策落实；强化政府责任，加大政策财政投入，按专项补偿给予财政补贴和奖励措施，将基层医联体实施考核与财政补偿挂钩，将财政补偿的权力下放至医联体理事会，由其进行决策，真正掌握医联体内各机构的控制权，合理配置医疗资源。

构建医疗机构分工协作机制。首先，明确医联体内各功能定位和分工，利用各机构的比较优势，产生医疗服务价值链集群分工效益；引导大型医疗机构卫生人力、技术等优质资源下沉到基层，提高基层医疗机构的服务能力；鼓励上级医疗机构医生到基层坐诊和带教；同时，为了加强对医联体内各医疗机构的管理和协调，可设立专门管理中心，将医联体管理常态化，加强信息的有效反馈，建立双向转诊和上下联动机制。

在医疗机构内部建立针对医务人员的激励机制，发挥医务人员在患者双向转诊和基层就诊的引导和宣传作用。短期来看，医联体政策采取基层医疗机构标准化建设、技术帮扶、共享仪器设备、专家坐诊等措施在引导优质资源下沉、提升基层医疗机构服务能力等方面起到了一定的作用，但是政策效果有限，仅能在短期内改善基层医疗服务能力，可持续性差；中期来看，以慢性病为抓手，通过家庭医生签约、全科医师团队服务模式提供健康管理、社区首诊以及双向转诊、基层康复治疗等服务，实现慢性病患者服务连续性，有助于增强对基层医疗机构的信任，逐渐养成基层就诊习惯，形成医患双方持久性信任激励关系；长期来看，需要完善医学生培养机制，扩大全科医生培养规模，提高培养质量，吸引全科医生基层就诊。

7.2.2　创新基层人才吸引激励机制，长效提升基层卫生服务能力

优秀卫生人才缺乏制约了基层卫生服务的发展，在医联体建设中，应重点加强人才建设和人事、薪酬制度改革。基层医疗卫生机构应改善人才引进机制和激励机制，吸引优秀人才；三级医疗机构应鼓励优秀医务人员或退休职工在基层开设门诊。

创新基层医疗卫生机构人才引进机制，下放医联体内部机构人才招聘自主权。由用人单位制订招聘计划，上报卫生和人社部门，由卫生和人社部门制订招聘基本要求和总量规划，将招聘自主权下放至医联体理事会或基层医疗卫生机构，由医联体或机构自行进行招聘，政府部门负责监管和审批，这样便于抓住优秀人才招聘先机，解决人才匮乏问题。

完善医务人员的激励机制。改善基层医务人员的薪酬制度，提高绩效工资水平，在职称评定、晋升机制、培训机会等方面给予基层医务人员政策倾斜。设立与医务人员服务质量、数量挂钩的绩效考核机制，并与家庭医生签约激励机制挂钩。

吸引上级医院的医务人员下沉。鼓励上级医院退休医务人员下沉到社区，制定恰当的激励政策，积极引导退休医务人员到基层开展专家门诊等，开展各种形式的技术指导和培训，提供基本医疗卫生服务，传帮带基层人员以提升其诊疗水平。破除医联体内多点执

业障碍，出台医师多点执业方案，向医联体建设倾斜，允许医师在医联体内各医疗机构多点执业。

7.2.3 落实家庭医生有效服务，优化双向转诊机制，吸引患者基层就医

1. 落实家庭医生签约有效服务

家庭医生签约制度是落实分级诊疗的重要抓手，让家庭医生成为居民的"健康守门人"，推行医联体制度发展，形成分级诊疗格局，减少患者对大医院的"权威崇拜"，由家庭医生团队实现患者健康管理、社区首诊、双向转诊、基层康复，缓解"看病难"问题。

应落实签约有效服务。制订接地气的家庭医生签约服务内容，设计基本服务包和针对儿童、老年人、妇女、慢病患者等重点人群的个性化服务包，通过优质化服务和差异化政策吸引居民主动签约，在就医、转诊、用药、检查、治未病等方面提高对居民的吸引力，吸引其主动签约。家庭医生签约应与医联体制度相组合。借鉴上海家庭医生签约模式，"1＋1＋1"的医疗机构组合模式，由居民选择一位家庭医生、一家二级医院和一家牵头医院进行组合签约，签约后在组合内连续性就诊。

采用签约服务费多方共担形式。由医保、公共卫生财政拨款和居民付费三种方式共担，居民可享受有针对性的健康管理，实现家庭医生首诊、有序转诊，降低就医费用。建立家庭医生团队绩效考核机制。参考广东省成熟经验，对家庭医生团队计算标准工作量，并从签约数量、有效签约、有效履约、效果满意度等维度对家庭医生团队进行考核。

2. 完善双向转诊制度

（1）加大医联体、家庭医生签约的宣传力度，营造良好的舆论氛围

首先，各级医疗机构应该对内部医务人员进行医联体政策的宣传培训，尤其注重在三级医疗机构内对转诊流程、绿色通道等制度运用多种形式进行转诊宣传，以及由医务人员向患者告知和鼓励其在医联体内部转诊。其次，鼓励基层医生为就诊居民发放医联体、家庭医生签约宣传材料。最后，举办义诊、免费体检等公益性活动，通过政策解读、问题反馈等形式在社会媒体上进行宣传。

（2）完善双向转诊规范，明确分工协作机制

在医联体内建立双向转诊绿色通道，简化转诊手续，减少等待时间，方便患者转诊。制定医联体内各级医疗机构诊疗病种目录和诊疗规范，清晰划分各级医疗机构诊治范围，使得各级医疗机构功能定位有章可依和可操作化，牵头医院业务范围逐步形成以疑难杂症诊治为主体，二级医院以康复护理为主，基层医疗机构以常见病、慢性病和健康管理为主。

3. 实施基层就医惠民政策，吸引患者社区首诊

实施基层就医惠民政策，通过优惠政策，提升政策知晓度，提高患者基层就诊参与度和积极性，提升政府和医疗机构的形象。优惠政策满足"方便、实惠、优质"等原则。方便是指简化医联体内就医转诊流程，例如对于签约居民提供免挂号等候，设立绿色转诊通道等；实惠是指为医联体内转诊和签约患者提供医保报销优惠或提供部分医疗费用减免等，利用经济杠杆吸引患者在医联体内双向转诊；优质是指为居民提供预防、治疗、康复等连续性全过程诊疗

服务，利用电子健康档案等方式，实现预防和治疗的有效衔接。

加强基层医疗卫生机构床位建设，提升基层住院医疗服务能力。调研中发现，由于基层医疗机构就诊方便、医疗服务费用较低，就诊患者以老年人为主，鼓励基层床位转化为康复床位和老年护理床位等，承接三级医疗机构心脑血管疾病、慢性病、肿瘤等患者术后康复与治疗，积极应对老龄化，在社区形成医养融合的新局面，破解有恙老年人养老难、看病难问题。

7.2.4 完善医联体保障机制，构建多方协同治理格局

医联体的发展，需要建立和完善财政、医保、医药等相关配套保障机制，健全医联体财政保障机制，发挥医保政策在医联体中的患者就医流向的引导作用，建立和完善与医联体发展相适应的药物制度，解决基层药品配备不足的问题。

1. 强化政府财政补偿责任

医联体可持续发展，需要维持和提升医联体的整体运行效率、提高服务水平，调整医联体内部利益分配，建立利益共享和责任共担的有效激励机制，允许"收支两条线"的财政政策有所突破，设立相应的激励机制，提高公立医院和基层医疗卫生机构的积极性。

首先，强化政府的责任机制，创新财政补偿方式。财政部门探索以医联体为单位进行财政补偿，激励医联体资源共享，本着高效、节约的原则，整合区域内医联体资源，加强基层床位和仪器设备建设，落实分级诊疗配套制度。

其次，加大对医联体的财政投入，建立针对牵头医院的财政激励制度及考核和奖惩制度，激发牵头医院的积极性。

最后，针对基层医疗卫生机构，给予一定政策优惠，允许"收支两条线"的财政政策有所突破。例如，基层医疗卫生机构提供牵头医院化验、检查项目获得的收入，由基层医疗机构与上级医院建立分配机制，基层医疗卫生机构对牵头医院专家在基层坐诊等服务行为，设立激励机制，鼓励大专家到基层服务，方便老百姓在家门口得到优质医疗卫生服务。

2. 完善医保配套政策

医保制度是影响患者和各层级医院是否愿意双向转诊的重要因素。

医保支付方式对医联体医院下转患者、基层医疗机构上转患者缺乏有效激励，因此应建立一个调动各级医疗机构的积极性的医保激励机制，改革医保支付方式。探索在紧密型医联体内实行医保总额付费等支付方式，由医联体管理部门根据医疗机构的服务量调配医保额度，使各级医疗机构在医保资金使用和结余分配上实现责任与利益对等，利用医保支付方式协调各机构分级诊疗执行积极性。此外，应保障医联体内医保结算的连续性和便捷性，对于医联体内转诊患者实行统一医保结算，减免转诊起付标准，减少因医保结算导致的转诊障碍。应继续扩大基层医疗卫生机构医保报销范围，特别是常见病、多发病等疾病的报销，进一步发挥医保制度对医联体内防治结合的促进作用，引导患者到基层医疗卫生机构就医。

3. 扩充基层机构药品范围

根据患者疾病谱变化及基层就医患者的实际需求，对医联体内医疗机构适当放开基本药物目录，逐步放宽对基层医疗机构基药目录限制，保持医联体内常用药品满足居民用药需求，逐步统一医联体内药品的采购和配送，在医联体内实现处方互认，共享药房资源，保证社区首诊和康复转诊回社区患者的用药需求。

4. 加强医联体信息一体化建设

以健康管理信息系统为主，以医疗就诊服务系统为辅，建立医联体内信息共享平台，引导牵头医院主动与基层医疗机构对接信息系统。一方面，医联体应加强信息系统硬件一体化建设，包括数据格式与软件厂商、系统技术构架、系统间衔接方式等各个方面；另一方面，在信息系统软件建设上，统一医疗服务质量标准，整合业务流程实现医生处方、检验结果的互认，构建互联、互通、互认的医疗信息一体化平台。在医联体信息一体化建设过程中，政府、牵头医院、基层医疗卫生机构应各自承担责任，共同出资建设。

建立家庭医生服务信息平台，完善居民健康档案信息化建设，实现居民健康档案与就诊信息共享数据，使家庭医生能有效地为居民提供便捷、全生命周期的健康管理和医疗服务。

参 考 文 献

［1］李亚男，吴海波. 中美医联体比较研究 ［J］. 国外医学：卫生经济分册，
2017 （4）：152 – 156.

［2］Mcafee R P, Mcmillan J. Multidimensional incentive compatibility and mecha-
nism design ［J］. Journal of Economic Theory, 1988, 46 （2）：335 – 354.

［3］Shortell S M, Gillies R R, Anderson D A, et al. Creating organized delivery sys-
tems：the barriers and facilitators ［J］. Hospital & Health Services Administra-
tion, 1993, 38 （4）：447.

［4］Shortell S M, Gillies R R, Anderson D A, et al. Remaking health care in Amer-
ica ［J］. Hospitals & Health Networks, 1996, 70 （6）：43.

［5］Shortell S M, Gillies R R, Anderson D A, et al. Remaking Health Care in
America：The Evolution of Organized Delivery Systems ［M］. 2nd ed. New
York：Wiley, 2002.

［6］Heather B, Marja V, Dennis O, et al. From parallel practice to integrative
health care：a conceptual framework ［J］. Bmc Health Services Research,
2004, 4 （1）：1 – 5.

［7］Curry H. Clinical and service integration：The route to improved outcomes ［J］.
International journal of integrated care, 2012, 12 （8）：481 – 491.

［8］Chan M. Speech at the Launch of the UK Department for International Develo –
pment's New Health Strategy ［EB/OL］. （2007 – 05 – 06）. http：//cdrw-
ww. who. int/entity /dg/speeches /2007/050607_DFID /en/index. html.

［9］Dennis L Kodner, Cor Spreeuwenberg. Integrated care：meaning, logic, appli-

cations, and implications-a discussion paper ［J］. International Journal of Inte-
grated Care, 2002, 2 (4).

［10］ Gröne O, Garciabarbero M. Integrated care: a position paper of the WHO Eu-
ropean Office for Integrated Health Care Services ［J］. International Journal of
Integrated Care, 2001, 1 (Jun 2001): e21.

［11］ Gregory M. Developing a Patient Care Co-ordination Centre in Trafford, Eng-
land: lessons from the International Foundation for Integrated Care (IFIC) /
Advancing Quality Alliance integrated care fellowship experience ［J］. Interna-
tional Journal of Integrated Care, 2015, 15 (4): e009.

［12］ Sophia Schlette, Melanie Lisac, Kerstin Blum. Integrated primary care in Germa-
ny: the road ahead ［J］. International Journal of Integrated Care, 2009, 9 (2).

［13］ Lauret G J, Gijsbers H J, Hendriks E J, et al. The ClaudicatioNet concept:
design of a national integrated care network providing active and healthy aging for
patients with intermittent claudication. ［J］. Vascular Health & Risk Manage-
ment, 2012, 2012 (default): 495 – 503.

［14］ Dafny L, Duggan M, Ramanarayanan S. Paying a Premium on Your Premium?
Consolidation in the US Health Insurance Industry ［J］. American Economic
Review, 2012, 102 (2): 1161 – 1185.

［15］ 马伟杭, 张俊华, 晏波. 美国管理型、整合型医疗卫生保健服务模式初探
［J］. 中国卫生人才, 2012 (1): 78 – 80.

［16］ 张莹. 日本医疗机构双向转诊补偿制度的经验与启示 ［J］. 中国卫生经
济, 2013 (4): 93 – 94.

［17］ 余红星, 冯友梅, 付旻, 等. 医疗机构分工协作的国际经验及启示——基
于英国、德国、新加坡和美国的分析 ［J］. 中国卫生政策研究, 2014, 7
(6): 10 – 15.

［18］ 黄庆辉, 胡敏. 医联体建设的模式分析和国际经验借鉴 ［J］. 中国医院,
2015, 19 (10): 56 – 59.

［19］ 顾亚明. 日本分级诊疗制度及其对我国的启示 ［J］. 卫生经济研究, 2015

（3）：8 – 12.

［20］王荣华，李云涛，季国忠. 中美英三国的协同医疗模式比较及启示［J］. 中国基层医药，2017，24（3）：470 – 473.

［21］Smithbindman R，Miglioretti D L，Larson E B. Rising Use Of Diagnostic Medical Imaging In A Large Integrated Health System［J］. Health Affairs，2008，27（6）：1491.

［22］Wan T T H，Lin Y J，Ma A. Integration Mechanisms and Hospital Efficiency in Integrated Health Care Delivery Systems［J］. Journal of Medical Systems，2002，26（2）：127 – 143.

［23］Polanco N T，Zabalegui I B，Irazusta I P，et al. Building integrated care systems：a case study of Bidasoa Integrated Health Organisation［J］. 2015，15（2）：e026.

［24］Heenan D A，Bengoa R，Birrell D. Progress in Building Integration：Lessons from Great Britain，Northern Ireland and the Basque Country［J］. International Journal of Integrated Care，2017，17（5）：262.

［25］Nurjono M，Mac B，Dessers E，et al. Measurement of Integrated Care on the level of Regional Health System in Singapore［J］. International Journal of Integrated Care，2014，14（9）.

［26］Toumi M，Fukushima A，Murata K，et al. Japan Health Care Act Reform：Toward Decentralization And Integrated Health Care System［J］. Value in Health，2016，19（7）：A488 – A488.

［27］Looi J C，Velakoulis D，Walterfang M，et al. The Australian，US，Scandinavian Imaging Exchange（AUSSIE）：an innovative，virtually – integrated health research network embedded in health care［J］. Australasian Psychiatry Bulletin of Royal Australian & New Zealand College of Psychiatrists，2014，22（3）：260.

［28］Lakhani M，Baker M. Good general practitioners will continue to be essential［J］. Bmj，2006，332（7532）：41 – 43.

[29] Forrest C B, Nutting P S S, Rohde C, et al. Primary care physician specialty referral decision making: patient, physician, and health care system determinants [J]. Medical Decision Making, 2006, 26 (1): 76 – 85.

[30] Grace S L, Gravely – Witte S, Brual J, et al. Contribution of patient and physician factors to cardiac rehabilitation referral: a prospective multilevel study [J]. Nature Clinical Practice Cardiovascular Medicine, 2008, 5 (10): 653 – 662.

[31] Sobal J, Muncie H L, Valente C M, et al. Self – reported referral patterns in practices of family/general practitioners, internists, and obstetricians/gynecologists [J]. Journal of Community Health, 1988, 13 (3): 171 – 183.

[32] Dowie R. General practitioners and consultants: A study of outpatient referrals [J]. Journal of the Royal College of General Practitioners, 1984, 34 (9): 1491 – 7.

[33] Langley G R. Effect of nonmedical factors on family physicians' decisions about referral for consultation [J]. CMAJ: Canadian Medical Association journal = journal de l'Association medicale canadienne, 1992, 147 (5): 245 – 253.

[34] Tandjung R, Morell S, Hanhart A, et al. Referral determinants in Swiss primary care with a special focus on managed care [J]. Plos One, 2017, 12 (11): 1 – 10.

[35] Mackie S, Darvill A. Factors enabling implementation of integrated health and social care: a systematic review [J]. British Journal of Community Nursing, 2016, 21 (2): 82 – 87.

[36] Thrasher E H, Revels M A. The role of information technology as a complementary resource in healthcare integrated delivery systems [J]. Hospital Topics, 2012, 90 (2): 23 – 32.

[37] Mirella M, Kees A, Isabelle F, et al. A quality management model for integrated care: results of a Delphi and Concept Mapping study [J]. International Journal for Quality in Health Care Journal of the International Society for Quality in Health Care, 2009, 21 (1): 66 – 75.

［38］ Minkman M M N. Developing integrated care： Towards a development model for integrated care ［J］. International Journal of Integrated Care, 2012, 12 （8）： 302 – 303.

［39］ Minkman M M, Vermeulen R P, Ahaus K T, et al. A survey study to validate a four phases development model for integrated care in the Netherlands ［J］. Bmc Health Services Research, 2013, 13 （1）： 214 – 214.

［40］ Minkman M M, Vermeulen R P, Ahaus K T, et al. The implementation of integrated care： the empirical validation of the Development Model for Integrated Care ［J］. Bmc Health Services Research, 2011, 11 （1）： 177 – 186.

［41］ Longpré C, Dubois C A. Implementation of integrated services networks in Quebec and nursing practice transformation： convergence or divergence? ［J］. Bmc Health Services Research, 2015, 15 （1）： 1 – 13.

［42］ Ward V, Pinkney L, Fry G. Developing a framework for gathering and using service user experiences to improve integrated health and social care： the SUF-FICE framework ［J］. Bmc Research Notes, 2016, 9 （1）： 437.

［43］ Burns L R, Pauly M V. Integrated delivery networks： a detour on the road to integrated health care? ［J］. Health Aff, 2002, 21 （4）： 128 – 143.

［44］ Mehrotra A, Epstein A M, Rosenthal M B. Do integrated medical groups provide higher – quality medical care than individual practice associations? ［J］. Annals of Internal Medicine, 2006, 145 （11）： 826 – 33.

［45］ Tourigny A, Durand P, et al. Quasi-experimental Study of the Effectiveness of an Integrated Service Delivery Network for the Frail Elderly ［J］. Can J Aging. 2004, 23 （3）： 231 – 246.

［46］ Tang W, Sun X, Yan Z, et al. How to build and evaluate an integrated health care system for chronic patients： study design of a clustered randomised controlled trial in rural China ［J］. International Journal of Integrated Care, 2015, 15 （1）： e007.

［47］ Goodwin N, Ferrer L. How do you design and build successful approaches to integrated care? The Project INTEGRATE evaluation [J]. International Journal of Integrated Care, 2013, 13 (6): 158 – 165.

[48] Dimick J B, Ryan A M. Methods for evaluating changes in health care policy: the difference – in – differences approach [J]. Jama, 2014, 312 (22): 2401 – 2402.

[49] 陶然, 吴华章. 国外医疗联合体模式研究概述 [J]. 国外医学: 卫生经济分册, 2015, 32 (03): 97 – 100.

[50] Sophia Schlette, Melanie Lisac, et al. Integrated primary care in Germany: the road ahead [J]. International Journal of Integrated Care, 2009, 9 (2).

[51] Hanlon C, Luitel N P, Kathree T, et al. Challenges and opportunities for implementing integrated mental health care: a district level situation analysis from five low – and middle – income countries [J]. Plos One, 2014, 9 (2): e88437.

[52] Lee J, Mattelmäki T, Hyvärinen J. Fragile liaison – Opportunities and challenges in cross – organisational service networks [J]. Dialogue, 2014, 207 (1).

[53] Chia S E, Wah L J, Khim J S, et al. A Study on the Comprehensive and Integrated Workplace Safety and Health Services in Singapore [J]. Journal of Occupational & Environmental Medicine, 2015, 57 (9): 958 – 964.

[54] 代涛, 陈瑶, 韦潇. 医疗卫生服务体系整合: 国际视角与中国实践 [J]. 中国卫生政策研究, 2012, 05 (9): 1 – 9.

[55] 王宁, 邹世清, 刘小丽. 医疗联合体的实践与思考 [J]. 现代医院, 2016, 16 (11): 1627 – 1632.

[56] 李梦斐. 我国 "医联体" 发展现状与对策研究 [D]. 济南: 山东大学, 2017.

[57] 马迎贤. 资源依赖理论的发展和贡献评析 [J]. 甘肃社会科学, 2005 (1): 116 – 119, 130.

[58] 胡重明. 行动者、资源依赖与制度变迁——基于 H 医院管理体制变革案例的研究 [D]. 上海: 复旦大学, 2014.

[59] 郭冰清, 王虎峰. 基于资源依赖理论的医疗联合体组建动因与模式选择

[J]. 中国医院管理, 2019, 39 (08): 1-4.

[60] 汤春红. 英国医疗模式对上海闵行区实施医疗联合体的启示 [J]. 中国卫生资源, 2013, 16 (2): 148-150.

[61] 徐俐颖, 褚淑贞. 基于医联体分析分级诊疗制度的实施 [J]. 现代商贸工业, 2017 (29).

[62] 梁勇, 张柠. 国外医疗服务体系对完善我国分级诊疗体系的启示与借鉴 [J]. 中国医院, 2015 (8): 50-52.

[63] 邹晓旭. 基于社会分工论的我国分级医疗服务体系构建及其策略研究 [D]. 武汉: 华中科技大学, 2014.

[64] 闫如玉, 刘晓洁, 高镜雅. 我国"医联体"实施现状效果的系统综述 [J]. 管理观察, 2017, (35): 166-168.

[65] 曾微. 福建省分级诊疗模式及效果评价研究 [D]. 福州: 福建医科大学, 2016.

[66] 骆敏华, 陈俊峰, 段光锋, 等. 上海市中心城区医疗联合体模式的探索和实践 [J]. 中国医院管理, 2013, 33 (10): 1-2.

[67] 易利华, 黄培, 郝爱民, 等. 推行"医联体"模式的实践与探索——以无锡市第二人民医院为例 [J]. 现代医院管理, 2015 (1): 41-44.

[68] 刘晓枫. 重庆市医疗联合体的模式研究 [D]. 重庆: 重庆医科大学, 2015.

[69] 张露. 镇江市医院与社区卫生服务中心纵向协作的效果评价研究 [D]. 南京: 南京医科大学, 2014.

[70] 李静丽, 甄天民, 赵芳, 等. 山东省医疗联合体实施现状及对策研究 [J]. 卫生软科学, 2017, 31 (9): 3-6.

[71] 陈玲丽. 医疗联合体核心利益相关者及其利益诉求研究 [D]. 遵义: 遵义医学院, 2017.

[72] 连颖菁, 李跃平. 医联体内基层医疗机构运行效率的影响研究 [J]. 现代医院管理, 2019, 17 (03): 16-19.

[73] 任文杰. 世界视野下的"中国模式" [M]. 武汉: 武汉大学出版

社，2014.

[74] 梁涛，廖春丽，韦师. 松散型与紧密型医联体管理模式的应用对比与分析 [J]. 中国卫生信息管理杂志，2019，16（03）：370 - 374.

[75] 吴聪睿. 上海医疗联合体内医师资源协调机制研究 [D]. 上海：上海工程技术大学，2016.

[76] 郑一帆，罗桢妮，伍宝玲，等. 医联体内医务人员对分级诊疗的态度及其影响因素的调查研究 [J]. 中国医学伦理学，2019，32（07）：893 - 898.

[77] 吴侃，郑艳，万钰，等. 四川省医务人员对医联体服务需求和利用现状及其效果评价 [J]. 中国公共卫生，2009（7）：1 - 3.

[78] 史珊，张磊，刘丰梅，等. 医联体内远程胸部 DR 图像质量及其影响因素 [J]. 武警医学，2019，30（07）：596 - 598 + 602.

[79] 王海燕，张亮，刘思文. 基于付费策略的医联体信息共享运营机制设计 [J]. 系统工程学报，2019，34（03）：335 - 345.

[80] 周丽丹，王晓燕. 医联体模式下专科护士参与家庭医生团队对糖尿病患者的影响 [J]. 齐鲁护理杂志，2019，25（13）：66 - 6.

[81] 雷祎，赵焱，孙静. 医联体模式下社区居民双向转诊现状及影响因素分析 [J/OL]. [2019 - 09 - 02]. http：//kns. cnki. net/kcms/detail/13. 1222. R. 20190625. 1646. 008. html.

[82] 杜红波，从紫薇，邹小明. 区域医联体顶层设计的思考 [J]. 现代医院管理，2017，15（5）：15 - 17.

[83] 李中凯，朱钧，牛伟亚，李金叶. 医疗联合体模式下分级诊疗工作 [J/OL]. 解放军医院管理杂志，2019（07）：630 - 632 [2019 - 09 - 02]. https：//doi. org/10. 16770/J. cnki. 1008 - 9985. 2019. 07. 009.

[84] 王海旭，贾慧萍，陈在余. 我国医疗联合体发展的问题及对策分析——基于分工协作的角度 [J]. 卫生经济研究，2017（12）：22 - 24.

[85] 方颖，贺剑茵，张敏，等. 当前我国医疗联合体发展现状与思考 [J]. 智慧健康，2017（22）：59 - 60，70.

［86］刘巧艳，蒋青青，陈帆，等. 我国医疗联合体建设 SWOT 分析［J］. 解放军医院管理杂志，2019（07）：616－619.

［87］甄诚，毛羽. 医联体框架下各省市关于强基层举措的现状分析［J］. 北京医学，2017，39（1）：93－96.

［88］尹庄. 医疗联合体的发展困境与对策建议［J］. 现代医院管理，2019，17（03）：13－15.

［89］高宁. 医联体视角下城市公立医院人力资源管理研讨［J］. 企业科技与发展，2019（06）：253－254.

［90］郎颖，杨建军，胡琦，等. 分级诊疗背景下医联体发展的策略——以 S 省为例［J］. 中国药物经济学，2019，14（05）：54－57.

［91］黄菊，王佩伦，郭恺，等. 基于计划行为理论的医联体医生双向转诊行为分析［J］. 中国医院管理，2019，39（06）：35－37.

［92］Chalkley M，Malcomson J M. Cost sharing in health service provision：an empirical assessment of cost savings［J］. Journal of Public Economics，2002，84（2）：219－249.

［93］杜杏利，高欢，李卉，等. 国内外医联体及分级诊疗构建模式对比与思考［J］. 中国医院，2017（12）：40－42.

［94］文光慧，沈伟彬. 天津市基层医疗机构短板问题的分析研究［J］. 中国卫生标准管理，2019，10（12）：25－29.

［95］李亚生. 基层医联体建设现状与思考［J］. 中国社区医师，2019，35（16）：175＋179.

［96］张慧林，成昌慧，马效恩. 分级诊疗制度的现状分析及对策思考［J］. 中国医院管理，2015，35（11）：8－9.

［97］王成. 构建以制度建设为核心的医联体管理体系［J］. 卫生经济研究，2016（9）：17－19.

［98］本刊特约评论员. 建医联体绕不过"产权"关［J］. 中国农村卫生事业管理，2019，39（06）：381.

［99］韩建宁，刘福清. 分级诊疗制度下大型公立医院与基层医疗卫生机构共

赢发展的途径 [J]. 现代医院, 2019, 19 (06)：781 – 783.

[100] 刘玉莲, 傅钟, 曹秀娟. 我国医疗联合体研究现状与发展思考 [J]. 中国农村卫生事业管理, 2019, 39 (06)：386 – 391.

[101] 蒲鑫鑫, 唐贵忠, 何中臣. "三明路径" 下深化医改的辩证思考 [J]. 医学与哲学, 2016, 37 (10A)：63 – 65.

[102] 伍凤兰, 申勇. 公立医院改革——历史演进、制度困境与路径选择 [J]. 中国卫生政策研究, 2016, 9 (1)：34 – 39.

[103] 曾理, 杨雷, 何向阳, 等. 基于市、区一体化管理的医疗健康集团运行模式探索 [J]. 中国医院管理, 2019, 39 (08)：5 – 7.

[104] 金春林. 我们需要建什么样的医联体 [J]. 中国卫生资源, 2018 (1)：1 – 2.

[105] 俞曦, 凌睿哲, 徐琪. "互联网 + 医疗" 推动医联体发展 [J]. 中国卫生产业, 2019, 16 (19)：197 – 198.

[106] 邢丹, 姚俊明, 徐琦. 基于雾计算的医联体内慢病远程健康监护研究 [J]. 医学信息学杂志, 2019, 40 (06)：8 – 12.

[107] 石锦浩, 朱拯, 王九生. 医疗联合体发展模式探讨 [J]. 解放军医院管理杂志, 2017 (12)：1116 – 1118.

[108] 白瑜, 江龙来. 社区卫生服务工作的现状与发展设想 [J]. 名医, 2019 (07)：92.

[109] 梅燕. 基层医疗机构未来发展方向的探讨 [J]. 中国社区医师, 2019, 35 (21)：190 – 191.

[110] 李旭辉. 大数据下的医共联体建设 [J]. 产业创新研究, 2019 (07)：7 – 10 + 17.

[111] 尹庄. 医疗联合体的发展困境与对策建议 [J]. 现代医院管理, 2019, 17 (03)：13 – 15.

[112] 江宇. 医联体的目标是整合医疗 [J]. 中国卫生, 2019 (06)：75 – 76.

[113] 廖生武. 互联网 + 背景下区域医联体医疗质量管理创新服务模式研究 [J]. 中国卫生质量管理, 2019, 26 (03)：126 – 129.

［114］董莹，许国章，胡剑，等. 区域医疗机构联合体模式推进基层慢性病防控的实践与思考［J］. 中国公共卫生管理，2017（6）：775 – 777.

［115］林水波，张世贤. 公共政策［M］. 台北：台湾五南图书出版公司，2006.

［116］James E A. Public Policy Making：An Introduction［M］. Boston：Houghton Mifflin Company，2003.

［117］Michael H，Ramesh M. Studying Public Policy［M］. 2nd ed. New York：Oxford University Press，2003.

［118］托马斯·R·戴伊. 理解公共政策［M］. 12 版. 谢明，译. 北京：中国人民大学出版社，2011.

［119］陈振明. 政策科学公共政策分析导论［M］. 北京：中国人民大学出版社，2004.

［120］陈庆云. 公共政策分析［M］. 北京：北京大学出版社，2006.

［121］Smith T B. The Policy Implementation Process［J］. Policy Sciences，1973，4（2）：197 – 209.

［122］Elmore R F. Backward Mapping：Implementation Research and Policy Decisions［J］. Political Science Quarterly，1979，94（4）：601 – 616.

［123］Mclaughlin M W. Learning from Experience：Lessons from Policy Implementation［J］. Educational Evaluation & Policy Analysis，1987，9（2）：171 – 178.

［124］赵晓娟，王芳，李永斌，等. 部分发达国家社区卫生服务绩效考核的经验及对我国的启示［J］. 中国全科医学，2012，15（19）：2145 – 2147.

［125］孙启贵，姚婷. 医药卫生体制改革的绩效评价指标体系构建［J］. 公共管理与政策评论，2015，4（1）：61 – 67.

［126］Whyte B. World health report 2000：improving health system performance［J］. Bulletin of the World Health Organization，2000，78（6）：863 – 863.

［127］贾生华，陈宏辉. 利益相关者的界定方法述评［J］. 外国经济与管理，2002，24（5）：13 – 18.

［128］李璐. 基于激励规制理论的我国公立医院政府监管模式研究［D］. 长沙: 华中科技大学, 2012.

［129］Mclean R P, Postlewaite A. Informational Size and Incentive Compatibility with Aggregate Uncertainty［J］. Econometrica, 2003, 45 (2): 410 – 433.

［130］Vohra R. Incomplete Information, Incentive Compatibility, and the Core［J］. Working Papers, 1997, 86 (86): 123 – 147.

［131］Robin McKnight, Jonathan Reuter, Eric Zitzewitz. Insurance as Delegated Purchasing: Theory and Evidence from Health Care［J］. Nber Working Papers, 2012.

［132］张年, 余昌胤, 陈玲丽, 等. 医疗联合体利益相关者的界定及分类研究［J］. 安徽医药, 2017, 21 (9): 1747 – 1750.

［133］Andersen R M. National health surveys and the behavioral model of health services use［J］. Medical Care, 2008, 46 (7): 647 – 653.

［134］Lin C T, Albertson G, Price D, et al. Patient desire and reasons for specialist referral in a gatekeeper – model managed care plan［J］. American Journal of Managed Care, 2000, 6 (6): 669 – 678.

［135］Donohoe M T, Kravitz R L, Wheeler D B, et al. Reasons for outpatient referrals from generalists to specialists［J］. Journal of General Internal Medicine, 2001, 14 (5): 281 – 286.

［136］Brannick M T, Prince C. An overview of team performance measurement［J］. Public Management, 1994, 76 (9): 3 – 16.

附　录

附表1　公立医院基本情况调查表

填报单位：西电集团医院

负责人：＿＿＿＿＿＿＿联系方式：＿＿＿＿＿＿＿

填表日期：＿＿＿＿＿＿年＿＿＿＿＿＿月＿＿＿＿＿＿日

项目	2013 年	2014 年	2015 年	2016 年
一、床位设置				
编制床位数（张）				
实际开放床位数（张）				
二、卫生人力				
编制人员数（人）				
卫生技术人员编制数（人）				
实际在岗人数（人）				
卫生技术人员数（人）				
卫生技术人员中执业（助理）医师数（人）				
卫生技术人员中注册护士数（人）				
三、卫生技术人员职称构成				
高级职称（人）				

项目	2013 年	2014 年	2015 年	2016 年
中级职称（人）				
初级及以下（人）				
四、卫生技术人员学历构成				
博士（人）				
硕士（人）				
本科（人）				
专科及以下（人）				
五、医疗服务				
门诊人次数（人次）				
急诊人次数（人次）				
出院人数（人）				
入院人数（人）				
实际占用总床日数（床日）				
实际开放总床日数（床日）				
六、医院资产负债情况				
总资产（亿元）				
负债总额（亿元）				
七、医院收支情况				
总收入（万元）				
财政补助收入（万元）				
内：基本支出补助（万元）				
项目支出补助（万元）				
药品收入（万元）				
内：门诊药品收入（万元）				
住院药品收入（万元）				
医疗收入（万元）				
其他收入（万元）				
总收入中的医保收入（万元）				
总支出（万元）				
医疗支出（万元）				

项目	2013 年	2014 年	2015 年	2016 年
药品支出（万元）				
内：药品费（万元）				
财政专项支出（万元）				
业务支出中的工资福利支出（万元）				
离退休费用（万元）				
本院在职职工人均年收入（元）				
年内病人欠费总额（万元）				
八、医院费用				
门（急）诊费用（万元）				
门（急）诊药品费用（万元）				
门（急）诊治疗费用（万元）				
门（急）诊检查费用（万元）				
门（急）诊手术费用（万元）				
住院费用（万元）				
住院药品费用（万元）				
住院治疗费用（万元）				
住院检查费用（万元）				
住院手术费用（万元）				
九、社会责任落实				
本医院对口支援基层医疗卫生机构数量（家）				
本医院派到基层医疗卫生机构参加对口支援的人次数（人次）				
本医院派到基层医疗卫生机构参加对口支援人员平均工作时间（月）				
本医院接受基层医疗卫生机构医务人员进修的人次数（人次）				
承担突发公共卫生事件和重大灾害事故紧急医疗救援的费用（万元）				
欠费病人救治人次数（人次）				

附表2　社区卫生服务机构基本情况调查表

陕西省西安市莲湖区_____社区卫生服务中心/室

负责人：_____联系方式：_____

填表日期：_____年_____月_____日

指标名称	单位	调查结果
一、基本情况		
1. 辖区服务人口数	万人	
2. 户籍人口数	万人	
3. 服务范围	km²	
4. 机构举办主体（选项内容请直接打√，下同）		①政府直接举办；②政府所属医疗机构；③企事业单位；④社会团体或个人；⑤其他_____
5. 是否为独立法人单位		①是②否
6. 是否纳入医保定点机构		①是②否
6.1　若是医保定点，则医保支付方式为		①按项目付费；②按病种付费；③总额预付；④其他_____
7. 是否实行绩效工资制度		①是②否
7.1　若实行绩效工资，则绩效工资所占比例为：_____%		
7.1.1　奖励性绩效部分占绩效工资的比例为：_____%		
8. 机构财务管理方式		①全额预算拨款（严格收支两条线）；②差额预算拨款；③自收自支；④其他_____
8.1　若实行收支两条线，具体启动时间为		_____年_____月
9. 机构业务用房面积	m²	_____
9.1　房屋来源		①政府提供；②政府部分提供；③医院提供；④原企事业单位提供；⑤自筹全部资金；⑥租赁

178

续表

指标名称	单位	调查结果
9.1.1 若有租赁房屋，其房租承担方式为		①政府完全负担；②政府部分负担；③完全由机构自己负担
10. 现有住院床位	张	＿＿＿＿＿
现有观察床位	张	＿＿＿＿＿
11. 基本公共卫生经费在村一级的实际分配比例		＿＿＿＿＿%
12. 若为社区卫生服务中心，是否有下设的站		①是；②否
12.1 若下设，有社区卫生服务站	个	＿＿＿＿＿
12.2 下设站与中心的关系		①实行一体化管理；②仅业务上接受中心管理和指导；③独立，没有任何关系

二、基本药物制度实施情况

指标名称	单位	调查结果			
1. 是否实施国家基本药物制度		①是；②否 若实行，则启动时间为＿＿＿＿年＿＿＿＿月			
1.1 若实施，则基本药物零差率补偿方式		①财政专项补助；②财政专项补助和医保补偿；③收支两条线管理；④其他＿＿＿＿＿			
1.1.1 若有财政补助，则其补助方式为		①定额补助；②按销售金额的一定比例补助（比例为＿＿＿＿%）；③按服务人口核算补助；④其他标准＿＿＿			
2. 机构配备的药物品种数	种	西药种；中成药种			
国家基本药物品种数	种	西药种；中成药种			
省/直辖市级增补药物品种数	种	西药种；中成药种			
3. 药品销售情况		2013 年	2014 年	2015 年	2016 年
3.1 药品销售总额	万元				
3.1.1 国家基本药物销售额	万元				
西药销售额	万元				

续表

指标名称	单位	调查结果			
3. 药品销售情况		2013 年	2014 年	2015 年	2016 年
中成药销售额	万元				
中药饮片销售额	万元				
3.1.2 省级增补药物销售额	万元				
4. 本机构全年申购药品金额数	万元				
4.1 按合同要求及时配送金额数	万元				
三、机构人力资源情况		2013 年	2014 年	2015 年	2016 年
（一）机构人员情况					
1. 机构核定编制人员数	人				
2. 机构在岗工作人员数	人				
在编人员数	人				
2.1 卫生技术人员数	人				
2.1.1 执业（助理）医师数	人				
（1）在全科医师岗位上工作的医师数	人				
注册全科医师数	人				
（2）中医医师数	人				
（3）从事公共卫生服务人员数	人				
专职公共卫生人员	人				
兼职公共卫生人员	人				
公卫医师数	人				
（4）护理人员数	人				
3. 卫生技术人员中，大专及以上学历人员数	人				
卫生技术人员中，中级及以上职称医生数	人				

指标名称	单位	调查结果			
（二）机构人员培训情况		2013 年	2014 年	2015 年	2016 年
1. 经全科医学岗位培训并取得合格证书的人数	人				
2. 规范化培训合格人数	人				
仍在本单位工作的人数	人				
3. 参加上级医院进修的人数	人				
仍在本单位工作的人数	人				
（三）在岗人员年均收入（包括基本、绩效工资、津补贴、社会保障金等）	万元				
医生	万元				
护士	万元				
四、机构收支情况		2013 年	2014 年	2015 年	2016 年
1. 机构总收入	万元				
1.1 医疗收入	万元				
门诊医疗收入	万元				
门诊检查收入	万元				
住院医疗收入	万元				
住院检查收入	万元				
1.2 药品收入	万元				
门诊药品收入	万元				
住院药品收入	万元				
1.3 财政补助收入	万元				
人员经费补助	万元				
公共卫生补助	万元				
基本建设（含设备）补助	万元				
药品零差率销售补助	万元				
1.4 上级补助收入	万元				
1.5 其他收入	万元				

续表

指标名称	单位	调查结果			
四、机构收支情况		2013 年	2014 年	2015 年	2016 年
2. 总收入中来自医保（含新农合）基金的额度	万元				
3. 机构总支出	万元				
3.1　药品支出	万元				
内：药品费	万元				
3.2　在岗人员工资福利支出	万元				
3.3　离退休人员支出	万元				
五、服务提供情况					
（一）基本医疗服务		2013 年	2014 年	2015 年	2016 年
1. 门急诊总人次数	人次				
1.1　中医门诊服务人次数	人次				
2. 出诊服务人次数	人次				
3. 出院人次数	人次				
4. 住院床日数	床日				
5. 上转病人人次数	人次				
6. 接受上级医院下转病人人次数	人次				
（二）公共卫生服务		2013 年	2014 年	2015 年	2016 年
1. 城镇居民健康档案规范化累计建档人数	人				
计算机管理人数	人				
2. 农村居民健康档案累计建档人数	人				
计算机管理人数	人				
3. 高血压患病总人数	人				
按要求进行规范管理的人数	人				
内：高血压有效控制人数	人				

182

指标名称	单位	调查结果			
4. 糖尿病患病总人数	人	2013 年	2014 年	2015 年	2016 年
按要求进行规范管理的人数	人				
内：糖尿病有效控制人数	人				
5. 15~49 岁育龄妇女数					
活产数	人				
孕产妇总数	人				
孕产妇系统管理人数	人				
6. 重性精神疾病患者总数	人				
按要求进行系统管理的人数	人				
7. 0~3 岁儿童数	人				
按要求进行系统管理的0~3 岁儿童数	人				
0~6 岁儿童数					
按要求进行系统管理的0~6 岁儿童数					
按规范接受 15 种疫苗免疫接种的儿童数					
8. 当年应补种乙肝疫苗的 15 岁以下人数	人				
实际补种乙肝疫苗的人员数	人				
9. 60 岁及以上老年人人数	人				
健康管理人数	人				
65 岁及以上老年人人数					
65 岁及以上老年人健康管理人数	人				

附表3　医务人员调查表

（本表由2年以上工作经历的医务人员匿名填写）

陕西省西安市莲湖区＿＿＿＿＿＿＿＿＿（医疗机构名称）

负责人：＿＿＿＿＿联系方式：＿＿＿＿＿

填表日期：＿＿＿＿年＿＿＿＿月＿＿＿＿日

问题及选项（打勾即可）
一、个人基本情况
1. 性别（1）男；（2）女
2. 年龄（岁）
3. 所在科室（医院医务人员填写）： （1）内科；（2）外科；（3）妇产科；（4）儿科；（5）眼科；（6）耳鼻喉科；（7）皮肤科；（8）精神科；（9）急诊科；（10）影像科；（11）检验科；（12）中医科；（13）口腔科；（14）麻醉科；（15）其他
4. 从事专业类别： （1）医疗；（2）护理；（3）其他
5. 从事本专业工作的年数（年）：
6. 最高学历： （1）博士；（2）硕士；（3）本科；（4）大专；（5）中专及以下
7. 专业技术职务： （1）正高；（2）副高；（3）中级；（4）初（师）级；（5）士级；（6）无职称
8. 现在平均月收入（含基本工资、绩效工资、福利、补贴、公积金等）是： （1）3000元以下；（2）3000～5000元；（3）5000～7000元；（4）7000～9000元； （5）9000元以上
9. 您对自己的月收入满意吗？ （1）很不满意；（2）不满意；（3）一般；（4）比较满意；（5）很满意
10. 近两年内，您是否接受过总计3个月以上的在职培训？ （1）是；（2）否

问题及选项（打勾即可）

二、工作情况

11. 您平均每周工作＿＿＿＿小时

12. 您平均每月在单位值夜班（不包括在家听班）的次数是＿＿＿＿

13. 您上周最长连续工作时间＿＿＿＿小时

14. 您的工作强度与机构内其他人员比较：
（1）强于他们；（2）差不多；（3）弱于他们

15. 我有很多工作任务需要完成。
（1）很不符合；（2）不太符合；（3）一般；（4）比较符合；（5）非常符合

16. 我的工作需要付出很多的时间和精力。
（1）很不符合；（2）不太符合；（3）一般；（4）比较符合；（5）非常符合

17. 我经常无法按时完成工作。
（1）很不符合；（2）不太符合；（3）一般；（4）比较符合；（5）非常符合

18. 总的来说，我感觉工作压力很大。
（1）很不符合；（2）不太符合；（3）一般；（4）比较符合；（5）非常符合

19. 总的来说，我感到工作的紧张程度很高。
（1）很不符合；（2）不太符合；（3）一般；（4）比较符合；（5）非常符合

20. 最近6个月，患者对您有如下行为：
（1）语言冲突；（2）身体冲突；（3）二者都有；（4）两者均无

以下内容由临床医师填写，其他人员跳问第三部分

21. 大约有多少比例的患者在就医时会向您提出特定的用药要求？
（1）10%以下；（2）10%～30%；（3）30%～50%；（4）50%以上

22. 大约有多少比例的患者在就医时会向您提出注射（输液）治疗要求？
（1）10%以下；（2）10%～30%；（3）30%～50%；（4）50%以上

23. 您是否熟悉国家基本药物目录和陕西省增补目录中的药品？
（1）是；（2）否

24. 对于患者的特定用药需求，您会：
（1）尽量满足；（2）基本满足；（3）不予参考；（4）视情况而定

25. 如果无法满足患者特定用药要求，主要原因是（可多选）：
（1）病情不许可；（2）医保用药限制；（3）缺货；（4）药品不在基层药品目录中；
（5）其他

问题及选项（打勾即可）

26. 如果无法满足患者特定用药需求，患者一般会：
(1) 接受换药建议；(2) 放弃开药；(3) 去医院开药；(4) 去药店买药；(5) 其他

三、工作感受

27. 你认为，医务人员社会地位对应刻度尺中的哪一点？（0 为最低，100 为最高）

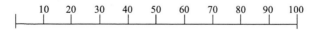

28. 多数情况下患者对您提供的服务会表示：
(1) 完全满意；(2) 比较满意；(3) 不置可否；(4) 不太满意；(5) 很不满意

29. 您感觉患者对您提供服务的信任程度：
(1) 很高；(2) 较高；(3) 一般；(4) 较低；(5) 很低

30. 您感觉病人对你的尊重程度：
(1) 非常尊重；(2) 比较尊重；(3) 一般；(4) 比较不尊重；(5) 很不尊重

31. 您认为当前职业环境状况：
(1) 很好；(2) 较好；(3) 一般；(4) 较差；(5) 很差

32. 您认为在工作中是否需要防范病人对医疗行为提出的质疑或责任追究：
(1) 绝对必要；(2) 有必要；(3) 无所谓；(4) 不太必要；(5) 完全不必要

33. 总体而言，您认为当前本机构的药品种类和数量能否满足治疗要求：
(1) 完全满足；(2) 基本满足；(3) 不太满足；(4) 完全不能满足

34. 您认为机构制度给您带来的压力：
(1) 很大；(2) 比较大；(3) 一般；(4) 比较小；(5) 无压力；(6) 没有进行绩效考核

35. 您认为单位的奖惩制度：
(1) 很合理；(2) 合理；(3) 一般；(4) 不合理；(5) 非常不合理；(6) 没有实施奖惩制度

36. 当前，您最希望得到改善的是（可多选）：
(1) 个人收入；(2) 个人工作能力；(3) 工作条件；(4) 职称晋升机会；(5) 执业环境秩序；(6) 其他

37. 你是否有在今后 1～2 年到条件更好的单位工作的打算？
(1) 有；(2) 没有

问题及选项（打勾即可）

38. 您认为自己与其他医务人员之间的关系怎样？

（1）很糟糕；（2）比较差；（3）一般化；（4）比较好；（5）很融洽

---

39. 您认为您工作的医疗机构技术水平：

（1）很差；（2）比较差；（3）一般；（4）有意义；（5）很好

---

40. 您对自己的作机构前景乐观吗？

（1）很悲观；（2）没有考虑；（3）比较乐观

---

41. 对您所从事的工作，从总体满意度上您打多少分？（0 为最低，100 为最满意）

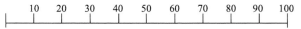

10　20　30　40　50　60　70　80　90　100

四、成立医联体后的工作感受

---

42. 与医联体成立前比，您的工作量有什么变化：

（1）大幅增加；（2）略有增加；（3）没有变化；（4）略有减少；（5）大幅减少

---

43. 与医联体成立前比，您现在的收入水平是：

（1）大幅增加；（2）略有增加；（3）没有变化；（4）略有减少；（5）大幅减少

---

44. 与医联体成立前比，您感觉您的处方用药限制：

（1）增多；（2）略有增多；（3）没有变化；（4）略有减少；（5）减少

---

45. 与医联体成立前比，您感觉基层药品质量：

（1）很大提高；（2）略有提高；（3）没有变化；（4）略有降低；（5）很大降低；

（6）不知道

---

46. 与医联体成立前比，您认为您的医疗技术水平：

（1）很大提高；（2）略有提高；（3）没有变化；（4）略有降低；（5）很大降低

---

47. 与医联体成立前比，您认为本机构的医疗设备水平：

（1）很大提高；（2）略有提高；（3）没有变化；（4）略有降低；（5）很大降低

---

48. 与医联体成立前比，您认为本机构的医疗技术水平：

（1）很大提高；（2）略有提高；（3）没有变化；（4）略有降低；（5）很大降低

---

49. 与医联体成立前比，您认为本机构的医疗工作条件：

（1）很大提高；（2）略有提高；（3）没有变化；（4）略有降低；（5）很大降低

附表4 西安市分级诊疗背景下医联体
实施效果患者调查问卷

您好！非常感谢您在百忙之中参与这项调查！

您的真实回答将对提高西安市医联体实施效果、制定西安市医联体相关政策提供重要参考信息。我们会对您的个人信息严格保密，并尊重您是否参与本次调查的选择。您有权利拒绝参与调查。再次感谢您！

西安市卫生计生委西安交通大学

调查问卷编码：□□□医疗机构名称：＿＿＿＿＿＿＿＿＿

患者类型：1. 牵头医院门诊患者

2. 牵头医院住院患者

3. 社区卫生服务中心门诊患者

4. 社区卫生服务中心住院患者

第一部分：患者基本情况

患者基本情况	答案
1. 性别：（1）男；（2）女	
2. 年龄：＿＿＿＿＿岁	
3. 户口类型：（1）本地非农户口；（2）本地农业户口；（3）外地非农户口；（4）外地农业户口	
4. 文化程度：（1）小学及以下；（2）初中；（3）高中/中专/技校；（4）专科/本科及以上	
5. 您上个月的收入为：（1）2000元以下；（2）2000～4000元；（3）4000～6000元；（4）6000～8000元；（5）8000元以上	
6. 您上一年家庭总支出为＿＿＿＿＿元	
7. 其中，药品、医疗卫生支出为＿＿＿＿＿元	

患者基本情况	答案
8. 工作状况：（1）在岗；（2）无固定工作；（3）退休/离休； （4）学生	
9. 您的职业：①国家机关、党群组织、企事业单位负责人；②专业技术人员；③办事人员；④商业、服务业人员；⑤农林牧渔水利业生产人员；⑥生产、运输设备操作人员；⑦军人；⑧其他	
10. 您享受的医疗保障制度类型是（可多选）：①公费医疗；②城镇职工医保；③城镇居民医保；④新农合；⑤商业保险；⑥医疗救助；⑦无；⑧其他_____	

第二部分：患者满意度调查

每个问题请您选择"非常同意"或"同意"或"一般"或"不同意"或"非常不同意"。未经历或未注意选"未体验"。

评价维度	评价指标	非常同意	同意	一般	不同意	非常不同意	未体验
就诊流程（门诊患者）	1. 如果本次是预约挂号（网络、电话预约等），预约途径方便、快捷	5	4	3	2	1	0（未体验）
	2. 本次挂号排队时间为_____分钟。（若没排队挂号则填写"0"）						
	3. 本次候诊时间（分诊后到医生接诊的时间）为_____分钟						
	4. 本次就诊与医生沟通的时间为_____分钟						
	5. 本次就诊等待检查的时间为_____分钟（若没排队检查则填写"0"）						

续表

评价维度	评价指标	非常同意	同意	一般	不同意	非常不同意	未体验
就诊流程（门诊患者）	6. 本次就诊等待取药的时间为＿＿＿＿分钟（若没排队取药则填写"0"）						
	7. 预约检查的等待天数为＿＿＿＿天（若没预约检查则填写"0"）						
	8. 缴费方式便捷（医院App、微信、支付宝、自助缴费机等）	5	4	3	2	1	0（未体验）
	9. 自助查询和打印检查报告设备方便省时	5	4	3	2	1	0（未体验）
	10. 医院利用信息化手段，提供了多种渠道指导合理用药（微信平台、自助查询机等）	5	4	3	2	1	0（未体验）
就诊体验	11. 医务人员耐心询问病史、沟通病情	5	4	3	2	1	—
	12. 医务人员详细讲解检查报告	5	4	3	2	1	0（未体验）
	13. 医务人员耐心讲解治疗方案、用药方法及注意事项	5	4	3	2	1	0（未体验）
	14. 我感受到了医务人员给予的尊重和安慰	5	4	3	2	1	—
	15. 我感到个人隐私受到了保护	5	4	3	2	1	—
	16. 服务窗口（挂号、分诊、缴费、取药等）工作人员态度好	5	4	3	2	1	—

190

评价维度	评价指标	非常同意	同意	一般	不同意	非常不同意	未体验
就诊体验	17. 本次就诊社工或志愿者提供了有用的帮助	5	4	3	2	1	0（未体验）
	18. 我对本次接诊医生充分信任	5	4	3	2	1	—
就诊环境	19. 遇到问题时有工作人员及时解答和引导（若没有遇到问题则填选"未体验"）	5	4	3	2	1	0（未体验）
	20. 乘坐电梯便捷（若没有乘坐电梯则填选"未体验"）	5	4	3	2	1	0（未体验）
	21. 卫生间清洁无异味（若未使用卫生间则填选"未体验"）	5	4	3	2	1	0（未体验）
	22. 休息等候区有足够座椅（若未使用座椅则填选"未体验"）	5	4	3	2	1	0（未体验）
	23. 休息等候区提供饮水服务（若未喝水则填选"未体验"）	5	4	3	2	1	0（未体验）
整体评价	24. 总体上，我对本次就诊感到满意	5	4	3	2	1	—
	25. 我会向亲友推荐本次就诊的医院	5	4	3	2	1	—
	26. 本次就诊的药费可以接受	5	4	3	2	1	0（未体验）
	27. 本次就诊的检查（化验、心电、影像等）费用可以接受	5	4	3	2	1	0（未体验）

续表

评价维度	评价指标	非常同意	同意	一般	不同意	非常不同意	未体验
整体评价	28. 本次就诊的医疗服务（挂号、处置）费用体现了医务人员的劳动价值	5	4	3	2	1	—
	29. 本次就诊费用明白合理	5	4	3	2	1	—
医患关系	30. 为了创收，医生过度开药或过度检查是普遍现象	5	4	3	2	1	—
	31. 我认为，近两年来医患关系正在好转	5	4	3	2	1	—
	32. 医务人员值得社会的认同与尊重	5	4	3	2	1	—
	33. 我愿意让我的子女从事医务工作	5	4	3	2	1	—

34. 造成医患关系紧张的原因是：最重要_____；其次_____；再次_____（可选择1~3个选项）

（1）医生和患者交流不足；（2）医务人员服务态度欠佳；（3）医疗质量问题；（4）医院管理不善；（5）处理医患纠纷法律法规体系不健全；（6）医保制度不健全；（7）患者自身健康知识缺乏；（8）患者期望太高；（9）患者道德素质问题；（10）患者对医务人员缺乏信任；（11）媒体舆论报道不客观；（12）其他_____

35. 本次就诊不满意的方面是：最主要_____；其次_____；再次_____（可选择1~3个选项）

（1）号源紧张；（2）技术水平低；（3）服务态度差；（4）收费不合理；（5）医疗费用高；（6）看病手续烦琐；（7）等候时间过长；（8）环境条件差；（9）过度检查或过度开药；（10）其他_____；（11）无

第三部分：就诊选择和医疗服务需求

问题及选项	答案
1. 您是否赞成社区首诊？（1）是；（2）否	
2. 您平时首诊的医疗机构是什么？ （1）自我治疗；（2）药店买药；（3）社区卫生服务中心；（4）区级医院；（5）市级医院；（6）省级医院；（7）私营医院；（8）其他_____	
以下问题针对社区卫生服务中心患者	
3. 您选择社区卫生服务中心的主要原因是： （1）就近方便；（2）技术水平高；（3）等待时间少；（4）价格相对便宜；（5）候诊环境好；（6）服务态度好；（7）有固定就诊医生，医务人员有我的资料档案，更了解我的病情；（8）设备先进；（9）收费合理；（10）其他_____	
4. 您是否有过向上级医院转诊经历？（1）是；（2）否（转至7题）	
5. 上转的主要原因是： （1）自己的习惯；（2）医生建议；（3）费用和大医院差不多，还不如去大医院；（4）觉得社区卫生服务中心医生无能力确诊与治疗；（5）觉得社区卫生服务中心缺少检查结果不准确；（6）认为社区卫生服务中心没有必备药品；（7）医联体后上转更加方便、经济；（8）其他_____	
6. 转诊是否收费？（1）是（收费额是_____）（2）否	
7. 如果病情严重，是否愿意上转？（1）愿意（2）不愿意	
8. 如果不愿意，原因是什么？ （1）离家太远，交通不方便；（2）费用要重新交纳，很麻烦；（3）医保报不了，或报销比例低；（4）费用比社区卫生服务中心贵很多；（5）不了解有哪些上级医院和转诊程序；（6）大医院床位紧缺；（7）医联体成立后基层医疗机构服务能力提升，不必上转；（8）其他_____	
以下问题针对牵头医院患者	
9. 您不选择社区卫生服务中心的原因是： （1）习惯自我治疗或不治疗；（2）经济状况好，希望得到更优质的医疗服务；（3）报销比例与大医院差别不大，看病费用和大医院差不多；（4）社区医生诊疗技术和设备不行；（5）社区卫生服务中心药品品种不全；（6）医务人员态度差；（7）上转耽误治疗进程；（8）其他_____	

193

问题及选项	答案
10. 是否有下转到社区卫生服务中心的经历？（1）是；（2）否（转至 12 题）	
11. 下转的主要原因是： （1）诊断明确、治疗方案完善的常见病；（2）处于康复期或恢复期；（3）与上级医院医药费相比较低；（4）离家近，方便；（5）医生建议；（6）医联体成立后下转更加方便、经济；（7）其他_____	
12. 如果病情稳定，是否愿意下转至社区卫生服务中心？（1）愿意；（2）不愿意	
13. 不愿意下转的原因是： （1）不信任社区卫生服务中心医生诊疗技术水平；（2）缺少治疗必需的检查设备；（3）缺少治疗必需的药品；（4）费用要重新缴纳，很麻烦；（5）服务态度差；（6）就诊环境差；（7）医保报不了；（8）费用和大医院差不多，不如在大医院治；（9）经济条件好，想获得更优质的医疗资源；（10）其他_____	
以下问题针对所有患者	
14. 您对目前医联体制度（双向转诊）是否满意？（1）非常满意；（2）比较满意；（3）一般；（4）不太满意；（5）不满意	
15. 如果不满意，主要原因是？ （1）没有统一的双向转诊标准和制度；（2）医疗机构之间缺乏信息共享和沟通交流；（3）病人缺乏医疗服务信息；（4）医疗机构为了各自的利益不愿意转诊；（5）社区卫生服务中心没有充分发挥作用；（6）感觉变化不大	
16. 您觉得对转诊最终的决定权应该在：（1）医生；（2）患者；（3）保险机构	
17. 您认为双向转诊是否有利于您的疾病得到及时连续的治疗？（1）很有利；（2）较有利；（3）一般；（4）较不利；（5）很不利	
18. 您认为双向转诊治疗是否有利于节省医疗费用？（1）很有利；（2）较有利；（3）一般；（4）较不利；（5）很不利	
19. 您觉得社区卫生服务机构需加强哪方面的建设？（可多选） （1）提高医疗费用报销比例；（2）提高医务人员的业务水平；（3）加强基础设施建设；（4）增加药品种类；（5）加强卫生人力队伍建设，吸引更多医务人员；（6）强化工作人员敬业精神；（7）加强社区卫生服务宣传，提高居民对社区卫生服务的认识水平；（8）加大政府投入力度；（9）增加服务内容	